中医经络自学自用

唐炎森　主编

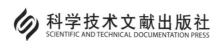
科学技术文献出版社
SCIENTIFIC AND TECHNICAL DOCUMENTATION PRESS

·北京·

图书在版编目（CIP）数据

中医经络自学自用 / 唐炎森主编. —北京：科学技术文献出版社，2019.12
ISBN 978-7-5189-6217-4

Ⅰ.①中… Ⅱ.①唐… Ⅲ.①经络—基本知识 Ⅳ.① R224

中国版本图书馆 CIP 数据核字（2019）第 256134 号

中医经络自学自用

策划编辑：薛士滨　责任编辑：薛士滨　张雪峰　责任校对：张吲哚　责任出版：张志平

出 版 者	科学技术文献出版社
地 址	北京市复兴路15号　邮编 100038
编 务 部	(010) 58882938，58882087（传真）
发 行 部	(010) 58882868，58882870（传真）
邮 购 部	(010) 58882873
官 方 网 址	www.stdp.com.cn
发 行 者	科学技术文献出版社发行　全国各地新华书店经销
印 刷 者	北京时尚印佳彩色印刷有限公司
版 次	2019 年 12 月第 1 版　2019 年 12 月第 1 次印刷
开 本	710×1000　1/16
字 数	167千
印 张	10.5
书 号	ISBN 978-7-5189-6217-4
定 价	36.80元

序

中医学有数千年的悠久历史，是中国人民长期同疾病做斗争的经验总结，属自然科学范畴，又富有传统中国文化特色。走出仅仅停留在哲学思辨的思维习惯，将脏腑经络和气血津液等学说与现代科技相结合，弘扬天人合一、身心合一、系统平衡的整体观念，中医学或能有突破性进展。

该书从正确理解中医学的方法论着手，认为此乃学习中医，尤其是自学中医的关键。作者对中医若干问题的看法和理解，有不少创新和独到之处。如肯定了中医之气是唯物的、实实在在的科学的概念，并分析了元气、宗气、营气、卫气大致所对应的高分子有机物质，解释了上述各类气所具功能的原因；提出了兴奋的集群爆发式传递及腧穴的组织学解释的假说，并根据该假说，较好地解释了针灸治疗实践中的许多重要现象和特性。

与此同时，作者根据腧穴的组织学假说，探讨了体表腧穴的分布规律，提出了腧穴主治功能分区（带）的概念，解释了功能分区（带）形成的原因。尤其是指出了躯干部分腧穴的线性排列与身体其他各部分腧穴线性排列的原因是不同的，从而预测在躯干上还有一些可能存在而尚未发现的新腧穴的位置。此外，书中

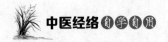

介绍了五十个方便自理的腧穴（位）和三套自理组合按摩保健方法，也很实用。

唐炎森教授有三十余年的野外地质生产实践和地质教学经历，后又从事了十年经济专业的教学与科研，锻炼了统计分析和系统分析能力。他将科学探索精神一以贯之，退休后自学了现代医学临床专业本科全套教材和中医学，对现代科技与中医学的结合特别感兴趣，对中、西医两个医学体系都有深刻的思考。他将长期从事地质科学的体悟运用于医学，大胆地提出了兴奋的集群爆发式传递及腧穴的组织学解释的科学假说，很有创意。

当然，假说尚需要大量实证研究的支持。我想，即使某一假说经科学检验后被证伪，也会为后人留下可贵的经验和启迪。

河南中医药大学（原河南中医学院）

詹向红　教授　博士生导师

前　言
正确理解中医学的方法论

如何正确理解中医学的方法论是学习中医，尤其是自学中医的关键问题。

中医学在朴素辩证法的框架下（即"阴阳五行"），形成了脏腑经络学说和气血津液学说，在医疗实践中遵照辨证施治、对证用药和对症下药相结合的法则，构成了中医学独特的理论和方法体系。中医学在方法论上主要用的是分类归纳法，分类归纳法在人类文明的初期，是唯一行之有效的科学观察研究方法，至今也仍然是普遍使用的方法。

中医脏腑学说中的某一脏腑的名称，不单是一个解剖学的概念，更主要的是概括了某一类生理、病理现象的概念。中医认为气、血、津液是组成人体的基本物质，并由各脏腑主持。如，心主血脉、主藏神（气）；肺主呼吸之气和全身之气、主宣发和肃降、主通调水道、主朝百脉助心行血；脾主水（谷）之运化、主气之升举、主统血；肝主气机之疏泄、主藏血；肾主藏精（气）、主水液调节、主纳气。生理功能是脏腑正常主持气、血、津液的表现，若主持失调就生病了。将生理功能相近的脏与腑，以及与该类生理功能有关系的其他外部器官与组织一起，构成一个由脏名称命名的系统，如心系统、肺系统等。所以，中医学对脏腑使用实体形态与其生理功能相结合，又以生理功能为主要矛盾的分类方法，紧紧抓住为医疗实践服务这个中心。肺和大肠，与气体在人体内的运动和进出有着紧密关系的现象不难被觉察到，这就不难理解中医学把大肠归为肺系统。现代解剖生理学已知胰脏是消化酶的重要分泌腺，胰脏十分靠近脾脏且大小形态也很接近，古人很可能把脾胰统称为脾，于是，脾脏便有了重要的"主运化（消化吸收）"的生理功能。古人最初发现的穴位是零星散布的，越来越多的穴位被发现，呈现出线状分布，归结为经脉。按摩针灸穴位主要是可以调节脏腑功能，用脏腑系统的名称命名各条经脉就顺理成章。

中医气血津液学说认为"气是构成和维持人体生命活动最基本物质，是不断运动的具有很强活力的极细微的精细物质。""人体的气，来源于父母的先天之精气、饮食物中的水谷精微之气和自然界的清气，通过肺、脾胃和肾等脏腑的生理功能的综合作用而生成。"从以上表述可得出几个基本点，第一，气遍布人体全身；第二，气是极细微的，无法用肉眼直接看到；第三，气是不断运动的，且具有多种形式，并对人体生命活动极其重要；第四，气与父母遗传有关，也与饮食补充有关；第五，气是客观存在的物质，是唯物论的。中医学并不认为气是一种单一的物质，而是代表一大类物质，例如有元气、宗气、营气、卫气等，这又是一个以生理功能为主的分类方法。从现代化学和现代生理学的角度，不妨把中医的"气"当作高分子有机物质的代名词，可作如下类比：

元气——遗传物质（DNA、RNA 等）和生长机能物质（激素、酶、细胞生长因子等），以及小分子信息物质（神经递质、前列腺素等）；

宗气——体内直接提供生理能源的高能键物质（ATP、GTP等）；

营气——营养物质（氨基酸、葡萄糖、甘油及脂酸等）；

卫气——免疫物质（抗体、补体、白细胞表面因子等）。

古人在没有现代生物化学知识的帮助下，对人体生命活动的最基本最重要的物质能按照生理功能进行如此全面的归纳分类，不得不令人钦佩。

在中医学统一的理论和方法体系下，对中药采取了性味与功效相结合的分类方法。中药有"四性五味"。能治寒证的药为热性，能治热证的药为寒性，并不是药物本身具有什么物理化学性质是热或寒。五味原义是指药物本身的味道，古人在用药实践中发现，许多同味药物往往具有类似的治疗作用。后来形成这样的习惯：凡能泻火的药物都叫苦味药，凡能补益的药物都叫甘味药，而不论它是否有甘味或苦味。面对自然界纷繁众多可利用的药物，如何治病令人摸不着头脑。中药在性味功效分类的基础上，可以"对证用药"，寒证者热之，热证者寒之，以及"对症下药"，发热以辛解表发散之，便秘以苦咸泄之软之等。中医讲究在"对证用药"的前提下"对症下药"，药物的"味"只有在"性"对证的前提下才能发挥作用。例如用寒性的止咳药治疗寒性咳嗽，尽管也是苦味泄降气逆，但不能收到止咳效果。在化学科学还未建立之前，不可能对中药进行成分与功效相结合的分类研究。国人在长期大量的实践中，成功地将中药用于治疗，真可谓了不起的成就。

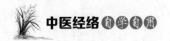

　　健康与疾病的问题从本质上讲就是人的机体内部（包括生理和心理）与外界环境的关系问题，机体能适应环境内外达到相对平衡就是健康，不能适应环境平衡被破坏就是疾病。显然，外界环境既包括自然界的，也包括人类社会的。世界卫生组织对健康的概念是"身体上、心理上和社会适应上的良好状态"，从而使现代医学由生物医学模式向生物—心理—社会医学模式转变。

　　生命活动的调节（生理）分四个层次，酶调节、激素调节、神经调节和意识调节。单细胞生物的生理调节主要在细胞内进行，酶扮演着调节的主要角色。多细胞生物除了细胞内的生理外，还需要在细胞之间和各组织之间协调生理，调节的主角是激素。高级生物有多种器官，形成了各个器官系统，并形成了一种特殊系统——神经系统，担当起更高级的协调角色——神经调节。随着脑的发达，在最高级的生命活动中产生了意识，意识即精神，对生理起到不可替代的自主整体调节作用。以上四个层次，意识调节影响到神经调节，神经调节影响到激素调节，激素调节影响到酶调节。我国医学心理学的奠基人丁瓒先生，早在20世纪50年代就明确地指出："在中医学遗产中就蕴藏着不少值得我们珍视的医学心理学理论和方法"。人是社会动物，意识具有社会性质；人能改造世界，意识具有主观能动性。因此，心理治疗离不开社会因素和患者自身的共同参与，中医主张"养身先养心"是有道理的。

　　从现代科学技术的角度看，中医经络并不神秘。古人关于经络的实践应用并总结的许多规律都是实实在在的，问题在于要将中医学与现代科技相结合，通过继续实践，发现新的规律，使得经络的理论和应用有进一步的发展。

目　录

开　篇

经络篇

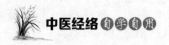

心得和应用篇

开篇

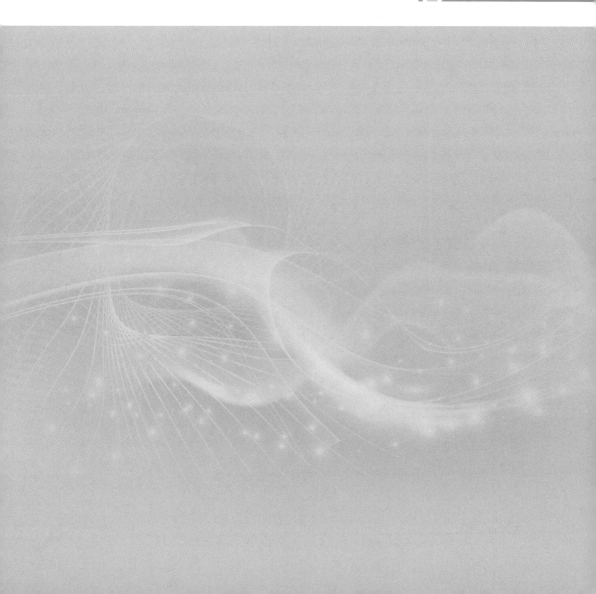

第一章 概　述

爱因斯坦曾经说过"想象力比知识更重要"，而建立在广博知识基础上的想象力本身更是难以想象的。

中医学与现代科技的结合是一项庞大的、十分复杂的系统工程，其中包括医学实验学的不懈努力，任何简单的、试图走捷径的想法和做法都是不可取的。然而，中医学及其实践要想有进一步的发展，除了继续发扬和改进自身理论和所遵循的方法论外，必须走与现代科技相结合的道路，这样才能使我国的瑰宝——中医为人类做出更大贡献。

世界上第一个获得诺贝尔奖的生理学家巴甫洛夫发现了条件反射（通过大脑皮层），并提出了"第二信号系统"。条件反射与非条件反射相比，前者的数目是无限的，后者是有限的。条件反射扩展了机体对外界复杂环境的适应范围，使机体能够识别还在远方的刺激物的性质，预先做出不同的反应。因此，条件反射使机体具有更大的预见性、灵活性和适应性。根据引起条件反射的信号的类型，条件反射又可分为第一信号系统反射和第二信号系统反射。由各种视觉的、听觉的、触觉的、嗅觉的、味觉的具体信号为条件引起的条件反射，叫作第一信号系统反射，是人类和动物共有的。以语词为条件刺激建立的条件反射是第二信号系统反射，是人类所特有。人类借助语词（说出来的、听到的与看到的词。还应该加一条想到的，但是应该明白先有前面三条才会有想到的这一条，绝不是唯心主义）。摆脱了具体刺激物的局限性，可以更多地了解自己未曾经历和未认识的事物，形成心理活动的有意性和自觉性。第一信号系统反射和第二信号系统反射，二者密切联系、协同活动。第二信号系统条件反射是心理学的生物学基础，第二信号系统条件反射加上应激和应激反应就构成了病理心理学的生物学基础。巴甫洛夫在治疗方面更重要的发现是"睡眠的神经机制属于保护性抑制"，这对于神经症的治疗有极重要的意义，也是睡眠疗法的科学基础。实验和实践（包括医疗实践和生活实践），也证明了睡眠疗法对于神经症的所有病例以及大多数人都有良好的效果。睡眠疗法从本质上讲也属于心疗。

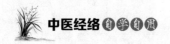

　　两千年前古希腊著名医生希波克拉底被西方尊为"医学之父"，希波克拉底提出"体液学说"，认为人体由血液、黏液、黄胆和黑胆四种体液组成，这四种体液的不同配合使人们有不同的体质，因而分别有多血质、黏液质、胆汁质和抑郁质四种气质型。他把疾病看作是发展着的现象，认为医师所应医治的不只是疾病而是患者，从而改变了当时医学中以巫术和宗教为根据的观念。他主张在治疗上注意患者的个性特征（气质）、环境因素和生活方式对患病的影响，重视卫生饮食疗法，但也不忽视药物治疗，尤其注意对症治疗和预后。希波克拉底的"体液学说"与中医的"气血津液学说"很相似，他注意患者的个性特征和对症治疗与中医的辨证施治也相似，与中医一样重视饮食疗法。巴甫洛夫明确指出，希波克拉底的四种气质型是对人进行经验的、天才观察的结果，在当时是接近真理的。巴甫洛夫根据大量的条件反射实验，科学地总结出人和动物所共有的四种神经型，能较好地对应希波克拉底的四种气质型，但是两者已经是不同的理论。当然巴甫洛夫不是在做机械的比较，而是用不断前进的科技进步来完善人类先前有的认识，为我们将中医学以及中医经络穴位问题与现代科技相结合做出了榜样。

　　作者限于自身的经历和条件，只能在某些问题上做了一些思考和探究，奉献于下，也许对某些人，尤其是自学者消除中医神秘感有所帮助。

第一节　经络系统与神经系统的关系

　　经络是一个复杂系统，或者说是多种复杂系统的综合表现形式，其中，周围神经系统是构成经络系统的骨架。虽然周围神经系统在经络这一复杂大系统中占据主导地位，研究其他分系统在经络中的作用也是很重要的。其他分系统包括内分泌系统、心血管系统、免疫系统、淋巴系统、结缔组织系统等。因为以往大量的中医实践经验是在经络理论十四经脉（包括十二正经和督脉、任脉两条奇经）的框架下进行归纳和总结的，仍然保留十四经脉这一框架，在中医实践中实行十四经脉框架和周围神经系统骨架的双轨制，将有助于利用以往丰富的针灸实践经验，包括中药的归经。确切地说，经络系统只是一个思路系统，该思路系统并不是凭空想象出来的，是概括和综合了中医的脏腑理论和气血津液理论而形成的思路系统。该思路系统得到古代解剖实践的部分验证和按摩、针灸实践的验证。

　　周围神经系统可分为两大部分，一部分是知觉运动神经系统；另一部分是内脏活动神经系统。知觉运动神经系统主要是感知外界信息，然后指挥机体做出反应，可受主观意识调控。例如看到房内失火了，赶快逃离。内脏活动神经系统包括内脏感觉神经和植物神经，后者又有交感神经和副交感神经，主要调控内脏的非骨骼肌（平滑肌和心肌）和腺体的生理活动，不受主观意识支配，例如食物进入胃里，自动开始分泌胃液。两大部分神经系统之间有着复杂的联系，这种联系一般是通过神经中枢来实现的，称为神经反射。反射中枢有些在脊髓，例如膝跳反射；有些在脑部，例如"望梅止渴"，杨梅的形象通过眼视觉输入神经纤维传到脑部处理中心，然后经过一系列传递，最后通过植物神经系统输出神经纤维使口腔腺体分泌唾液。内脏器官的神经回路，有一些不一定经过神经中枢，例如，大肠液的分泌主要是由食物残渣对肠壁的机械性刺激所引起，主要受胃肠道壁上的内在神经系统调节，虽然同时也受到交感神经和副交感神经组成的外来神经系统的调节，而后者是经过神经中枢的。不经过中枢的神经回路也许比现在人们了解的要更广泛得多，经络系统的穴位可能是知觉运动神经系统和内脏活动神经系统相联系的节点，这种联系大部分可能是不经过神经中枢的。神经冲动集群爆发式传递假说，认为这种传递的神经冲动就起源于腧穴部位，可以不经过神经中枢来调节植物神经系统。

国际知名植物神经专家佐藤教授在 2000 年时曾做了一个实验，切断脊髓传至脑干的通路，结果表明刺激上肢某穴位产生的信号传到了相关脏器的交感神经丛，即可能经过脊髓中枢而没有到达脑干形成反射回路。由于佐藤教授去世，后续实验中断了。其实，医学界早就知道内脏感觉神经传入的兴奋经过脊髓部位的交感低位中枢的反射回路，可以不经过脑干甚至高级中枢直接转至内脏神经丛（或称植物神经丛）的交感神经去支配相关脏腑。但是，解释佐藤教授实验的难点是内脏感觉神经纤维经过交通支直接进入脊神经干，是不分布到机体浅部的穴位的，刺激穴位所产生的信号不可能通过内脏感觉神经纤维传入，又如何能进入由内脏感觉神经所形成的回路？正是为了避开这一难点，提出了集群爆发式传递假说。

神经纤维从神经内分离出来时必须穿过神经束膜和神经外膜，很难想象众多神经纤维是沿着神经随意地、散在地离开神经，这样会较大程度地破坏上述两种膜的完整性。很可能是在间隔一定距离的部位上无髓纤维和有髓纤维相对集中地分批离开神经，这一特定部位即中医学上的腧穴。

在神经束内，一根细的有髓神经纤维（B 型、Aδ 型），如果四周紧挨围

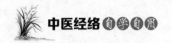

绕着的若干根差不多细或更细的神经纤维（Aδ型、C型）中同时传递着由同一刺激引起的动作电位的话，则在前者的郎飞结处产生的局部兴奋可以互相叠加，使该神经纤维产生动作电位，加入到传递动作电位的行列中，称为集群爆发式传递。这种可产生集群爆发式传递的神经纤维空间结构称为集群爆发结，具体来说就是中心一根有髓神经纤维的一个郎飞结与其四周紧挨围绕着的若干根神经纤维的空间结构关系。一根粗的有髓神经纤维（Aα、Aβ、Aγ型），由于髓鞘比较厚，其郎飞结外部产生的局部兴奋难以感应进入，所以不会产生集群爆发式传递。可能产生集群爆发式传递的部位，即集群爆发结所在部位有三类，包括脊神经分支（有Aδ型、drC型和sC型神经纤维）、脊神经干（有B型、Aδ型、drC型神经纤维）和交感节后纤维（sC型）与副交感节前纤维（B型）合并前行的内脏神经丛。刺激（按摩和针灸）腧穴部位，可引起刚刚离开神经的躯体感觉纤维（Aδ型、drC型）和交感节后纤维（sC型）兴奋。兴奋足够强的话，可以在位于脊神经分支、脊神经干和交感节后纤维与副交感节前纤维合并前行的内脏神经丛的集群爆发结内，产生集群爆发式传递。

虽然穴位上分布有交感节后纤维（sC型），因为它是传出纤维，刺激（按摩和针灸）腧穴部位所产生的兴奋可以传向体表和皮肤的血管、腺体等发生局部作用，但是按照经典突触传递理论，兴奋沿其逆向经过灰交通支传回交感神经节的胞体后便终止了传递。那么刺激穴位所产生的兴奋又是如何传递到植物神经系统，去调解内脏的生理活动的呢？应该是在其逆向回传的路途中，路经脊神经分支时发生了侧向传递，这种侧向传递就是集群爆发式传递。

集群爆发式传递假说在生理现象和按摩、针灸实践中还有许多解释和应用。例如，俞募配穴法是躯干部腧穴主治功能分带规律的又一佐证；治疗便秘的腧穴与盆内脏神经的相关关系；阴阳平衡与植物神经系统的平衡有关；幻肢现象、内脏牵涉痛可以用集群爆发式传递做出较合理的解释；集群爆发式传递与原发性三叉神经痛的关系；奇穴胃脘下俞、三角灸正是在用集群爆发式传递假说所预测的新腧穴的位置上，可以归入十二正经等。

佐藤教授的实验若能继续，可以期盼进一步更仔细地研究穴位—脏腑的神经通路，但不幸后来中断了。此处关于集群爆发式传递的系列实验与佐藤教授的实验思路十分相近，只不过是将切断脊髓传至脑干的通路，改为切断脊神经干与脊髓的通路而已（具体部位为切断脊髓与背根），或局部麻醉后角。如果实验结果也是刺激上肢某穴位产生的信号传到了相关脏器的交感神经丛，那么表明神经信号传递回路是可以不经过脊髓神经中枢的。另外，一个相对简单的实验，电刺激灰交通支里的交感神经节后纤维，在对应的内脏神经丛里的副交感神经节前纤维上检测有否产生神经冲动电位，可以证实集群爆发式传递的存在。

第二节　经络—周围神经系统的特殊表现形式

现已证实，十二经脉旁都有一些主要神经分布。大量的研究也表明针灸的治疗作用与神经兴奋的传递活动密切相关。虽然，1998 年公开的实验研究发现小腿上的胃经穴位的地层均停针于腓骨与胫骨之间的骨间膜，这被认为是人类第一次发现了经络存在的物质证据。但是，经络系统的组织学基础是一直未能满意解决的问题。

一、兴奋的集群爆发式传递

已发现一些非经典突触传递方式的存在。非经典突触传递方式可能比人们认为的要普遍得多和重要得多，很可能存在一种可称为集群爆发式的传递。

在一条神经内或神经束内，紧密排列着许多神经纤维，其间距仅为纳米级。已知有髓神经纤维郎飞结处的轴突膜上有着较其他部分密集的电压门控性钠离子通道蛋白，即该处细胞膜具有较高的兴奋性和较低的阈值。一条无髓神经纤维中传递着的动作电位会在紧挨它的有髓神经纤维的郎飞结处产生较小的局部兴奋；两根紧挨的有髓神经纤维有可能出现两者的郎飞结相距很近的情况，此时一根纤维郎飞结处传递的动作电位也会在另一根纤维的郎飞结处产生较小的局部兴奋。但是，上述局部兴奋不足以产生动作电位，这就保证了兴奋在一根神经纤维内的专一传递性。如果神经束内，一根没有动作电位传递的有髓神经纤维近旁，有多根无髓和有髓纤维正在同时传递着由同一刺激引起的动作电位的话，则在前者的郎飞结处产生的局部兴奋可以互相叠加而产生动作电位，使该神经纤维加入到传递动作电位的行列中。进一步的结果是使其他尚没有动作电位的有髓纤维的郎飞结处更易产生动作电位，这种类似正反馈控制的系统最终使越来越多的纤维传递着同一来源的动作电位，这是一种新的非经典突触传递——集群爆发式传递。

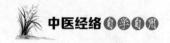

将引起集群爆发式传递的神经纤维称为引爆纤维，把接收爆发式传递的纤维称为爆发纤维，爆发纤维一定是有髓纤维。爆发纤维在产生动作电位后又可以转变为引爆纤维。有髓纤维近旁紧挨有多根无髓纤维或者两根有髓纤维的郎飞结靠得很近是集群爆发式传递的必要条件，这种条件在神经或神经束内是存在的。根据上述空间几何关系，无髓纤维（C 类）只能是引爆纤维，较粗的有髓纤维（大部分 A 类即 Aα、Aβ、Aγ）只能是爆发纤维，较细的有髓纤维（Aδ 和 B 类）可能成为引爆纤维也可能成为爆发纤维。在一定范围内，引爆纤维的数量越多或动作电位的频率越高，在多根纤维中产生动作电位的概率就增高。动作电位表现为全有或全无，其强度是固定不变的。动作电位的集群爆发式传递强度是可变的，与引爆纤维数量和动作电位频率成正比。实验研究已证实，电刺激皮神经传入纤维可以激活 A、B 类粗纤维来止痛，但是一直未能解释其激活机理。皮神经传入纤维属于 Aδ 类较细的有髓纤维和 C 类无髓纤维，A、B 类粗纤维（有髓）四周可环绕许多根比它们细的纤维（无髓或有髓），这正是产生集群爆发式传递的充分必要条件。

二、腧穴的组织学基础

神经纤维从神经内分出时必须穿过神经束膜和神经外膜，很难想象众多神经纤维是沿着神经随意地、散在地离开神经，这样会较大程度地破坏上述两种膜的完整性。很可能是在间隔一定距离的部位上无髓纤维和有髓纤维相对集中地分批离开神经，这一特定部位即中医学上的腧穴。而且在腧穴部位上有髓神经纤维的髓鞘节段较短，郎飞结都相距较近，形成郎飞结相对密集区，这就解释了现代医学研究成果腧穴处具有低阻抗、高电位的电学特征。腧穴类似电讯电缆的分线箱，检查、测试和维修首先在分线箱进行。

B 类纤维是自主神经节前纤维，只能在神经内行走，到达神经节中换元。自主神经节后纤维和内脏、器官的感觉纤维是 C 类无髓纤维，体表的温度、痛觉纤维是较细的 Aδ 有髓纤维，它们可分批且相对集中地走出到神经外面，分布到相应的效应器和感受器，所以，C 类和 Aδ 类纤维是构成腧穴的主要神经纤维，是产生集群爆发式传递的引爆纤维，相当于雷管的作用。

针灸穴位，即对腧穴部位密集的无髓（C 类）和有髓（Aδ 类）神经纤维施加机械、热、电、化学物质刺激，不仅产生经典的突触传递，更主要的是以期在神经内产生集群爆发式传递。触—压觉、痛觉、温度觉传入纤维既有无髓纤维（C 类）又有较细的有髓纤维（Aδ 类），肌梭传入纤维和除自主神经节后纤维以外的所有传出纤维均为较粗的有髓纤维。无髓纤维和较细的有髓纤维都是引爆纤维，所以腧穴部位的无髓传入纤维（C 类）和自主神经节后纤维（无髓，C 类）以及较细的有髓纤维（Aδ 类）在产生集群爆发式传递中起到非常重要的引爆作用。

有实验提示，交感神经外周纤维可能参与了刺激足三里穴位所产生的动作电位的传入。交感神经外周纤维是自主神经节后传出运动纤维（无髓，C 类），是通过交感干发出的灰交通支到达体表的，上述针灸刺激产生的逆向传入的动作电位不可能以经典的突触传递方式越过其在交感干上的神经元而发挥生理作用，实验所测出的交感神经外周纤维逆向传入的动作电位只能是针刺产生的集群爆发式传递现象中的引爆动作电位，然后在神经束内的特定部位引起集群爆发式传递，形成传入神经和传出神经之间的直接联系而发挥生理作用。

有了上述腧穴的组织学解释，可以认为经络正是周围神经系统的特殊表现形式。经脉是腧穴的线状排列，有的沿神经或神经束支旁侧伸展，有的穿过若干条神经展布。例如足阳明胃经下肢部的腧穴大部分沿腓神经近旁伸展（见附表 14. 下肢部腧穴主治功能分区表），其胸腹部穿过各条肋神经展布（见附表 2. 躯干腹侧腧穴分布规律与胸神经的关系）。而经别和络脉则是从腧穴继续向外分出的神经纤维或神经末梢。

三、用集群爆发式传递解释针灸治疗

经络学说是针灸学的理论核心。集群爆发式传递及腧穴的组织学解释将经络学说与现代医学结合起来，可很好地解答或初步解释针灸治疗实践中的许多重要现象和特性（表 1-1）。

1. 手、足部位的穴位

手、足部位皮肤对触—压、痛、温度的感觉比肢干部位细腻，感受点也多，需更多的感觉神经纤维来接收信息。其中，痛、温度的感觉纤维是较细的 Aδ 有髓纤维，这就是为什么手、足部位的穴位密度明显大于肢干部位穴位密度。

2. 进针、提插和捻转

神经纤维紧密挤挨和约束在神经束内，间距不足微米，所以进针应避开直接刺中神经或神经束以免伤及神经纤维。神经纤维一旦在腧穴部位从神经或神经束内分离出来摆脱了神经束膜和神经外膜的约束，它们的间距尚不会

9

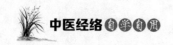

太大，也就是几微米到几十微米。因为相互间失去了约束，给进针创造了条件，而且不易伤及神经纤维。进针时针体贴着多根神经纤维的质膜摩擦前行，提插和捻转，施以机械刺激，就像琴弓马尾贴着琴弦那样。对于无髓纤维（C类），这种摩擦是容易实现的。对于有髓纤维（Aδ类）只有在郎飞结处才能摩擦到其质膜，由于腧穴部位郎飞结相对密集，髓鞘节段长度不足百微米，在针刺的运动过程中完全有可能实现。只要在腧穴部位的刺激使产生动作电位的纤维数量足够多和动作电位频率足够高（动作电位频率与机械刺激强度成正比）就会在其近旁的神经束内引发集群爆发式传递。

3. 浅刺

浅刺多用斜刺或平刺，在不宜深刺的情况下可增加针体接触神经纤维的数量，以保证足够大的集群爆发式传递强度。

4. "得气"

行针时得气即已经在近旁神经束内产生了集群爆发式传递，后者会在郎飞结密集的腧穴部位产生复杂变化的电磁场，必然会对来回运动的针体产生作用，持针者指下就会有一种沉紧的感觉，所以得气也称针感。括针法和震颤法目的在于使针感持续或加强，是因为提高了引爆纤维动作电位的频率，在提高集群爆发式传递强度的同时，也提高了腧穴部位电磁场频率和强度的结果。

正常针刺在腧穴部位产生酸、麻、胀、重等感觉，这是因为集群爆发式传递卷入的传入神经纤维已经不是单一的触—压觉或温度觉或痛觉等纤维，所以已经不是那种能被大脑皮层分区的主观感觉区别开的单一感受器产生的相应感觉，而是形成了混合的主观感觉。

5. "穴位所在，主治所在"

每对脊神经都是混合性的，腧穴旁脑神经也全部是混合性的，这绝非偶然。在刺激腧穴时，或由于直接刺激了自主神经节后纤维发挥作用，如睛明穴治疗目疾；或由于腧穴近旁神经或神经束内的集群爆发式传递传到脊椎旁脊神经前支，再通过对应的白交通支而发挥作用，如任脉的中脘穴治疗胃病就是在第7、8肋间神经前皮支的侧支内产生了集群爆发式传递，经对应的白交通支，再经内脏大神经到腹腔神经节换元。

6. "经脉所通，主治所及"

每条脊神经在临近脊椎的一段内（脊神经干）并行有躯体感觉纤维和运动纤维、内脏感觉纤维和运动纤维。刺激腧穴引发的集群爆发式传递到达脊神经（干）内，就会在上述四种纤维中（肌肉本体感觉纤维和骨骼肌运动纤维除外）引起新一轮集群爆发式传递，通过该脊神经内的运动纤维去调理与受刺激穴位同一经脉（神经）上的躯体部位，或通过白交通支传到交感神经干换元去调理相应的脏腑（见表1-1 十二经脉调控脏腑关系表）。一条脊神经内集群爆发式传递的动作电位还会通过交感神经干内上行或下行到其他节段的交感干神经节换元成节后纤维的动作电位，实现"经脉所通，主治所及"的远治疗特性。由于与脊髓上胸段（$T_1 \sim T_5$）相联系的交感节前纤维只能向上行至颈部换元，所以六条手经脉均不能直接影响到胸腔以下的内脏，而足经脉穿过各脊神经，与脊髓下段（$T_6 \sim L_3$）相联系的交感节前纤维可上行或下行换元，其影响范围要广得多。足太阳膀胱经只穿过脊神经后支，虽然后支没有白交通支与交感干联系，但是可通过脊神经干内的集群爆发式传递影响前支。

7. 多面治疗特性

人类的传出运动纤维，除自主神经节后纤维外全都是 A 类或 B 类有髓纤维，都可作为爆发纤维。所以以集群爆发式传递为生理学基础的针灸，加上中枢的整合和反射，其治疗和调理作用几乎遍及全身各系统和各种功能。反射基本上是通过经典突触传递实现的，往往具有特异性，仅仅用各种反射来解释针灸如此广泛的多面治疗特性是勉强的。

现已发现，强烈刺激人中（又名水沟）、内关等穴位有抗休克作用，"传入冲动可引起比较弥散的中枢兴奋"，这正是集群爆发式传递的特征，脑干则可能是针刺升压和抗休克作用的基本整合中枢。

8. 双向调整特性

双向调整性是指同一腧穴在机体不同状态下，能发挥出两种相反的治疗作用。例如内关穴可使心动过缓者加快心跳，使心动过速者减缓心跳。双向调整性是集群爆发式传递同时激发了交感和副交感神经活动的结果。例如刺激内关穴，可通过脊神经内的集群爆发式传递传给心交感神经。心交感神经的节后纤维是无髓纤维，它们与迷走神经的副交感神经一起在胸腔内组成心脏神经丛，两种神经并行进入心脏。心交感神经纤维作为引爆纤维，副交感神经在进入心脏前为节前纤维，属较细的有髓纤维（B 类），可作为爆发纤维，在心脏神经丛内会产生新的次一级集群爆发式传递（见书末集群爆发式传递线路模式图）。心交感神经的正性变时作用的大小与心率成反比，副交感神经的负性变时作用的大小与心率成正比。当心动过缓时，正性变时作用大于负性变时作用，心跳加快；当心动过速时，正性变时作用小于负性变时作用，则心跳减缓。显然，这是生物体内的一种自反馈作用。还有一些穴位（百会穴、天枢穴等）也有双向调整特性，这是一个重要启示。交感和副交感的双向协调现象早已共识，为什么交感神经节后纤维与副交感神经节前纤维和内脏感觉神经在到达所支配的脏器的行程中，常互相交织共同构成内脏神经丛，使得副交感神经节都出现在内脏附近，甚至直接在脏壁上？又为什么交感节后神经纤维都很长，而副交感节后神经纤维都很短？是否因为集群爆发式传递这一生理作用的需要，长期进化的结果。为什么许多穴位又没有双向调整特性呢？很可能是因为刺激这些穴位在脊神经干内所兴奋的交感神经，在内脏神经丛内其纤维与副交感神经纤维之间的空间分布位置不利于集群爆发式传递的产生。

9. 针灸过程中很少发生躯体骨骼肌运动

脊神经大多分为肌支和皮支分别前行，腧穴近旁多为皮支。骨骼肌运动纤维和肌肉本体感觉纤维，两者均为较粗的 A 类（Aα、Aβ、Aγ）有髓纤维，髓鞘厚度都在 1 微米以上，将轴索与外界的空间隔离拉大，只靠神经轴膜外侧展布的微弱局部电流叠加，实际上很难在其郎飞结处产生集群爆发式传递。故针灸过程中既不会引发骨骼肌运动，又不会干涉正常本体感觉（位置觉、运动觉）的专线传递。这就是为什么针灸过程中的集群爆发式传递不会直接造成躯体的骨骼肌运动。

10. 自我调控的智能特性

现代医学已完全证实人体的整个生理活动受到三个层次的调控。以细胞为基础的活动受细胞内酶体系的调控；多种细胞的酶体系又受激素系统的调控；各器官、系统的激素体系又受到更高一层的神经系统的调控，使整个肌体运行得十分协调和完善。不少现象表明在神经系统之上还有更高层次的调控，即哲学称之为精神，气功称之为意念的东西。意念可能通过目前尚未认识的方式聚焦于腧穴，激发集群爆发式传递的产生，使人体的自我调控具有智能特性。

表 1-1　十二经脉调控脏腑关系

经脉	近旁主要神经	上行至脊髓部位	交感神经联系的脊髓部位	直接调控脏腑
手太阴肺经	正中神经	$C_6 \sim T_1$	胸心神经 $T_1 \sim T_5$	肺（气管）
手阳明大肠经	肌皮神经、桡神经	$C_5 \sim T_1$	胸心神经 $T_1 \sim T_5$	肺（气管）

续表

经脉	近旁主要神经	上行至脊髓部位	交感神经联系的脊髓部位	直接调控脏腑
足阳明胃经	腓神经	L_4、L_5	肠系膜神经 $L_1 \sim L_5$	大肠
	躯体前横串各条肋神经	$T_1 \sim T_{12}$	内脏大、小神经 $T_5 \sim T_{11}$	胃、脾
足太阴脾经	胸腹外侧横串多条肋神经	$T_2 \sim T_{11}$	内脏大、小神经 $T_5 \sim T_{11}$	胃、脾
	股神经	$L_2 \sim L_4$	腰内脏神经 L_1、L_2	小肠
手少阴心经	尺神经、正中神经	$C_6 \sim T_1$	颈心神经（T_1）	心
手太阳小肠经	桡神经、尺神经	$C_5 \sim T_1$	颈心神经（T_1）	心
足太阳膀胱经	横串背侧各条脊神经后支	$L_1 \sim L_5$	腰内脏神经 L_1、L_2	小肠
		$T_1 \sim T_{12}$	内脏小神经 T_{10}、T_{11}	肾
	胫神经	$S_1 \sim S_3$	盆内脏神经 $S_2 \sim S_4$	膀胱
足少阴肾经	在胸腹横串各条肋神经末端	$T_1 \sim T_{12}$	内脏小神经 T_{10}、T_{11}	肾
	股神经	$L_2 \sim L_4$	肠系膜下神经 L_2、L_3	膀胱
手厥阴心包经	正中神经	$C_6 \sim T_1$	颈心神经（T_1）	心包
手少阳三焦经	桡神经	$C_5 \sim T_1$	胸心神经 $T_1 \sim T_5$	上焦（胸腔膜）
足少阳胆经	躯体侧横串若干条肋神经	$T_4 \sim T_{12}$	内脏大神经 $T_5 \sim T_9$	肝、胆（胰）
	腓神经外侧支	L_4、L_5	肠系膜神经 $L_1 \sim L_5$	大肠
足厥阴肝经	躯体侧横串若干条肋神经	$T_6 \sim T_{11}$	内脏大神经 $T_5 \sim T_9$	肝、胆（胰）
	股神经	$L_2 \sim L_4$	肠系膜下神经 L_2、L_3	大肠

说明：1. 颈椎脊髓没有白交通支（节前纤维）发出到交感干。T_1 的白交通支到交感干上行，在交感干上段联合成颈胸神经节，然后换元为对应的节后纤维；

2. 上述表中未列出连接到脑干上的迷走神经；

3. 六个脏经均无腧穴通达脑神经，六个腑经均有腧穴通达脑神经；

4. 督脉和任脉未列入表中。

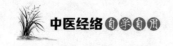

集群爆发式传递及腧穴的组织学解释还是一种学术假说，但是根据这一假说结合现代医学神经系统的有关研究结果，已经能很好地说明针灸实践中的许多重要现象和特性。相信随着微观组织解剖学及其实验研究的发展，必将补充和完善这一假说，使其成为针灸学的现代科学理论基础。

第三节　集群爆发式传递
——一种非经典突触传递方式

经典突触传递是指通过前一神经元的轴突膜（突触前膜）释放化学信号物质（神经递质）作用到后一神经元的树突膜、胞体膜或轴突膜上（突触后膜），来完成兴奋的传递。非经典突触传递方式有神经—肌接头传递、非突触性化学传递（例如，交感节后神经元对平滑肌和心肌的支配方式）、电突触传递和局部神经元回路等。

一、集群爆发式传递

一种新的非经典突触传递方式——集群爆发式传递，见前一节经络—周围神经系统的特殊表现形式。集群爆发式传递是由类似于电突触传递引起的多个神经元的同步性放电现象。

电突触传递与上述经典的突触传递和非突触性化学传递有着本质上的差别，它不属于化学性传递，而是一种细胞间的电传递。一般认为电突触传递的结构基础是神经元细胞的缝隙连接，在两个神经元紧密接触的部位，两层膜的间隔仅 2 ~ 3 nm，两侧膜上有沟通两细胞胞浆的水相通道蛋白，允许带电离子通过。由于无突触前膜与突触后膜之分，因而传递一般为双向的；又由于这种通道的电阻低，局部电流可以从中快速通过，因而电突触传递的功能可能是促进不同神经元产生同步性放电。电突触传递只在脑部的局部回路神经元之间进行，构成局部神经元回路，与兴奋在中枢神经系统和周围神经系统之间的传入和传出无关。

然而，即使两个神经元之间不是缝隙连接，也没有带电离子直接通过两个细胞膜之间的水相通道蛋白进行交通，在某种特定情况下也可产生类似于上述电突触传递的现象。在一条神经内或神经束内，紧密排列着许多神经纤维，其间距仅为纳米级。一条无髓神经纤维中传递着的动作电位会在紧挨它的较细的有髓神经纤维的郎飞结处产生较小的局部兴奋；两根紧挨的较细的有髓神经纤维有可能出现两者的郎飞结相距很近的情况，此时一根纤维郎飞结处传递的动作电位也会在另一根纤维的郎飞结处产生较小的局部兴奋。但是，上述局部兴奋不足以产生动作电位，这就保证了兴奋在一根神经纤维内的专一传递性。如果神经束内，一根没有动作电位传递的有髓神经纤维近旁，有多根无髓和有髓纤维正在同时传递着由同一刺激引起的动作电位的话，则在前者的郎飞结处产生的局部兴奋，虽然其局部电流没有缝隙连接无法进入膜内，但是可以互相叠加达到阈电位而产生动作电位，使该神经纤维加入到传递动作电位的行列中。进一步的结果是使其他尚没有动作电位的有髓纤维的郎飞结处更易产生动作电位，这种类似正反馈控制的系统最终使越来越多的纤维传递着同一来源的动作电位，产生同步性放电。这是一种新的非经典突触传递——集群爆发式传递。因此，集群爆发式传递是在神经内或神经束内特定的有髓神经纤维的郎飞结处产生的。由于集群爆发式传递发生在周围神经系统中，在特殊情况下就有可能出现传入纤维中的兴奋直接传递给传出纤维，或者传出纤维中的兴奋直接传递给传入纤维，形成传入神经和传出神经之间的直接影响，这很可能在经络沟通表里上下的生理功能方面发挥着重要作用。

二、针灸穴位产生集群爆发式传递的组织学机理

针灸穴位，即对腧穴部位密集的无髓和有髓神经纤维施加机械、热、电、化学物质刺激，不仅产生经典的突触传递，更主要的是以期在神经内或神经束内产生集群爆发式传递。

神经纤维紧密挤挨在神经束内，间距不足微米（纳米级），所以进针应避开直接刺中神经或神经束以免伤及神经纤维。神经纤维一旦在腧穴部位从神经束或神经内分离出来摆脱了神经束膜和神经外膜的约束，它们的间距尚不会太大，也就是几微米到几十微米。因为相互间失去了约束，给进针创造了条件，而且不易伤及神经纤维。进针时针体贴着多根神经纤维的质膜摩擦前行，提插和捻转，施以机械刺激，就像琴弓马尾贴着琴弦那样。对于无髓纤维，这种摩擦是容易实现的。对于有髓纤维只有在郎飞结处才能摩擦到其质膜，由于腧穴部位郎飞结相对密集，髓鞘节段长度不足百微米，在针刺的运动过程中完全有可能实现。只要在腧穴部位的刺激使产生动作电位的纤维数量足够多和动作电位频率足够高（动作电位频率与机械刺激强度成正比）就会在其近旁的神经束内引发集群爆发式传递。

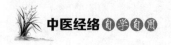

三、针灸穴位产生集群爆发式传递的生理学机理

在腧穴起源的时候，人们只知道身体哪里不舒服就在哪里捶打和按摩以减轻痛苦。古代医家在长期的医疗实践中，发现捶打、按摩、针刺、火灸机体可减轻或消除病痛，并在相应部位产生酸、麻、热、凉等感应。这些部位被称为腧穴，最初这些腧穴没有特定的名称，统称为"阿是穴"。在腧穴学的发展过程中，阿是穴是发现腧穴的最早模式，积累了经验之后将其确定了具体名称，就转变为"奇穴"，最后总结出十四经脉系统，就发展为"经穴"了。"阿是穴"和"奇穴"的模式仍沿用至今，以期不断发现和总结出新的"经穴"。针灸穴位可产生酸、麻、热、凉等感应，不在穴位就没有感应。同一穴位，有时感应强烈些，有时又会弱些，一般是健康时感应较弱，患病时感应较强。与此相关的是在穴位附近神经和神经束内郎飞结处发生的集群爆发式传递具有易感性的高低，神经纤维（细胞膜）的兴奋性高易感性就高，则产生的集群爆发式传递强度（动作电位频率和卷入集群爆发式传递的神经纤维数量）就大，相应地针刺感应就强烈，反之感应就较弱。不在穴位进行针刺，则不会发生集群爆发式传递，也就没有感应。

可兴奋细胞在受到刺激时能产生动作电位，是细胞具有兴奋性的表现。兴奋性高，容易产生动作电位，反之则不易产生动作电位。影响兴奋性的因素有：①静息电位水平，静息电位降低兴奋性降低，反之则升高；②阈电位水平，阈电位降低兴奋性升高，反之则降低；③钠通道状态，钠通道有备用、激活和失活三种状态，一次动作电位将经历激活、失活和最后又恢复到备用状态的过程，细胞膜的兴奋性也由正常变为无（零）兴奋性，再从零兴奋性逐渐升高到正常水平。

集群爆发式传递的易感性本质上就是细胞（膜）的兴奋性。例如，肾病、糖尿病、酸中毒以及某些遗传病等引起血钾升高，可使静息电位升高而导致兴奋性升高，集群爆发式传递易感性升高，强度大，针灸感应就强烈；又如，维生素D代谢障碍、甲状旁腺功能减退、慢性肾功能衰竭、慢性腹泻和胰腺炎等引起血钙降低，可使阈电位降低而导致兴奋性升高，集群爆发式传递易感性升高，强度大，针灸感应就强烈。健康情况下，细胞（膜）的静息电位和阈电位都正常，集群爆发式传递易感性较低，针灸感应就较弱。

但是，针灸感应的强弱除了与受试者细胞（膜）的兴奋性或者集群爆发式传递的易感性有关外，还与针刺的手法有关。只要在腧穴部位的刺激使产生动作电位的纤维数量足够多或动作电位频率足够高（动作电位频率与机械刺激强度成正比）就会在其近旁的神经束内引发集群爆发式传递。例如，针刺的泻法一般是要产生较大强度的集群爆发式传递；浅刺多用斜刺或平刺，在不宜深刺的情况下可增加针体接触神经纤维的数量，以保证足够大的集群爆发式传递强度；括针法和震颤法目的在于使针感持续或加强，是因为提高了引爆纤维动作电位的频率，在提高集群爆发式传递强度的同时，也提高了腧穴部位电磁场频率和强度的结果。

四、可能产生集群爆发式传递的部位

可能产生集群爆发式传递的部位包括脊神经分支、脊神经干、交感干和交感节后纤维与副交感节前纤维合并前行的内脏神经丛。（见书末集群爆发式传递线路模式图）

由于脊髓比椎管短，连接各脊髓段的脊神经前、后根及其合并成的脊神经干在锥管内走行的长度也各异，颈神经干最短，胸神经干较长，腰、骶神经干更长。脊神经干越长，在脊神经干内产生集群爆发式传递的概率就越大，腰丛和骶丛神经是下肢部腧穴分布的基础，所以下肢部腧穴的数量就占到全部腧穴的三分之一左右。

按摩或针灸腧穴时，可兴奋脊神经分支中分出的无髓躯体感觉纤维和交感节后纤维（C 型无髓纤维），或痛温感觉纤维及血管感觉神经末梢（均为 Aδ 型较细的有髓纤维）。

（1）在脊神经分支内，C 型无髓躯体感觉纤维和交感节后纤维作为引爆纤维产生集群爆发式传递，可使尚未产生兴奋的 Aδ 型较细的有髓纤维兴奋。

（2）在脊神经干内，drC 型和 Aδ 型纤维作为引爆纤维，通过集群爆发式传递将兴奋传给交感节前纤维（B 型有髓纤维）。

（3）在内脏神经丛内，sC 型交感节后纤维作为引爆纤维，通过集群爆发式传递可将兴奋传给副交感节前纤维（B 型有髓纤维）。

（4）很可能交感干神经节所连成的神经干也是产生集群爆发式传递的场所，这种可能性即发生概率，也许比腧穴旁脊神经分支里，以及相应的脊神经干内产生集群爆发式传递的概率更大。在交感干神经节内有大量密集分布的交感节后纤维的神经元胞体，还有许多穿交感干神经节而过的交感神

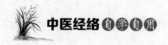

节前纤维（B 型有髓纤维）。交感节后纤维的神经元分为两类，一类其节后纤维去直接支配相应内脏，另一类其节后纤维经灰交通支随脊神经分支到达头颈部、躯干和四肢的血管、汗腺和竖毛肌等。针刺腧穴部位的灰交通支过来的交感节后纤维（sC 型无髓纤维）产生冲动，传到交感干神经节的胞体，使近旁的支配相应内脏的胞体膜处和交感神经节前纤维郎飞结处产生局部电流，如果局部电流发生空间性和时间性的叠加，就可产生集群爆发式传递，将兴奋传递给支配相应内脏的交感节后纤维的神经元和穿交感干神经节而过的交感神经节前纤维，两种情况都会对相应的内脏实行调控。

第二章 从现代科技的角度探讨中医经络穴位问题

第一节 经络生理功能的机制

中医认为经络有四大生理功能，即沟通表里上下、通行气血、调节机能平衡和感应传导作用。经络学说是针灸治疗和推拿按摩的中医学理论基础，然而对经络生理功能机制的解释却很少有进展。经络是周围神经系统的特殊表现形式，集群爆发式传递假说为经络生理功能机制的解释提供了线索。

1. 沟通表里上下

沟通表里上下系指分布全身的经络使机体五脏六腑、四肢百骸、五官九窍、皮肉筋骨等组织器官有机地联系起来，构成一个彼此之间紧密联系的统一整体。神经系统遍布全身上下内外，人脑、脊髓等中枢神经器官通过周围神经系统的感觉传（入）导和运动传（出）导来实现神经系统的反射功能，这是"沟通表里上下"的主要方式。集群爆发式传递假说提出了一种可双向传递的非经典突触传递，类似于电突触传递，但是电突触传递只发生在脑部的局部神经元回路中。由于集群爆发式传递发生在周围神经系统中，在特殊情况下就有可能出现传入纤维中的兴奋直接传递给传出纤维，或者传出纤维中的兴奋直接传递给传入纤维，造成传入神经和传出神经之间的直接影响。这很可能在经络沟通表里上下的生理功能方面发挥着重要作用，从而实现五脏六腑、四肢百骸、五官九窍、皮肉筋骨之间的直接联系。

2. 通行气血

经络的通气行血功能主要是集群爆发式传递激发了植物神经系统对血液循环系统的调节，通过增加血液循环的强度，即所谓"气血之所以能通达全身，发挥其营养脏腑组织器官，抗御外邪，保卫机体的作用，则必须依赖经络的传注"。经络与接近体表的中、小静脉的分布比较一致，按摩穴位时，在静脉瓣的协助下可使静脉血顺利回流，也有利于促进血液循环。

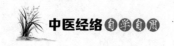

3. 调节机能平衡

中医认为，人体各脏腑组织器官之间，通过经络相互沟通，以维持机体活动的协调平衡。刺激穴位时产生双向调整性，是集群爆发式传递同时激发了交感和副交感神经活动的结果。例如刺激内关穴，可通过脊神经（干）内的集群爆发式传递传给心交感神经。心交感神经的节后纤维是无髓纤维，它们与迷走神经的副交感神经一起在胸腔内组成心脏神经丛，两种神经并行进入心脏。心交感神经的节后纤维作为引爆纤维，副交感神经在进入心脏前为节前纤维，属有髓纤维（B 类），可作为爆发纤维，在心脏神经丛内会产生新的次一级集群爆发式传递。心交感神经的正性变时作用的大小与心率成反比，副交感神经的负性变时作用的大小与心率成正比。当心动过缓时，正性变时作用大于负性变时作用，心跳加快；当心动过速时，正性变时作用小于负性变时作用，则心跳减缓。即所谓"泻其有余，补其不足"，促使机体恢复到正常状态。

4. 感应传导作用

中医理论用"得气"现象和"行气"现象来作为经络传导感应作用的证明。然而中医理论认为气是构成和维持人体生命活动的最基本物质，既然是物质就不可能凭空生出来，针灸穴位时如何"得气"？行针时得气即已经在腧穴近旁神经束内产生了集群爆发式传递，后者反过来会在郎飞结密集的腧穴部位产生复杂变化的电磁场，必然会对来回运动的针体产生作用，持针者指下就会有一种沉紧的感觉，所以得气也称针感。括针法和震颤法目的在于使针感持续或加强，是因为提高了引爆纤维动作电位的频率，在提高集群爆发式传递强度的同时，也提高了腧穴部位电磁场频率和强度的结果。正常针刺在腧穴部位产生酸、麻、胀、重等感觉，这是因为集群爆发式传递卷入的传入神经纤维已经不是单一的触—压觉或温度觉或痛觉等纤维，所以已经不是那种能被大脑皮层分区的主观感觉区别开的单一感受器产生的相应感觉，而是形成了混合的主观感觉。此即得气。

"行气"可理解为对维持人体生命活动的最基本物质——气的传送，这已在经络的通行气血功能中解释过了。

可见，经络的生理功能实际上包括了神经传导和调节功能、血液循环功能、刺激内分泌等。当然，以上所设想的一些经络生理功能的机制必须通过微观层面的科学实验研究，才能真正认识和确立，这也正是中医科学与现代科学技术相结合大有作为的一个领域。

第二节 隐伏腧穴

按照中医传统理论，腧穴是经脉的有机构成部分，是人体经络气血通达输注于体表的特殊部位，所以腧穴多分布在接近体表处。根据集群爆发式传递假说，腧穴是在间隔一定距离的部位上无髓神经纤维和有髓神经纤维相对集中地分批离开神经束或神经，这一特定部位即中医学上的腧穴。而且在腧穴部位上有髓神经纤维的髓鞘节段较短，郎飞结都相距较近，形成不同条纤维的郎飞结相对密集区。神经纤维紧密约束在神经束内时，间距不足微米（纳米级），所以进针应避开直接刺中神经或神经束以免伤及神经纤维。神经纤维一旦在腧穴部位从神经束或神经内分离出来刚刚摆脱了神经束膜和神经外膜的约束，它们的间距尚不会太大，也就是几微米到几十微米。因为相互间失去了约束，给进针创造了条件，而且不易伤及神经纤维。进针时针体贴着多根神经纤维的质膜摩擦前行，提插和捻转，施以机械刺激，就像琴弓马尾贴着琴弦那样，这种刺激可使引爆纤维产生动作电位，从而引发集群爆发式传递。

内脏植物神经系统的神经纤维分布在体内深处。只要体内某些部位出现神经纤维紧密挤挨和不同条纤维的郎飞结之间相距很近，就具备了可能产生集群爆发式传递的条件，这些部位就是隐伏腧穴。另外，副交感神经节都距离脏器很近甚至就在脏器内壁，其本身也可以成为隐伏腧穴。按摩隐伏腧穴部位对促进内脏的生理功能很有帮助。

植物神经系统包括交感神经和副交感神经，它们又都有神经节以及节前纤维和节后纤维。神经节里有大量节后神经元，节后纤维的轴索就是节后神经元的突触。交感神经的节后神经元大部分为去甲肾上腺素能神经元，所分泌的神经递质是去甲肾上腺素；副交感神经的节后神经元一般属胆碱能神经元，所分泌的神经递质是乙酰胆碱。去甲肾上腺素的生理作用是使血管收缩、使心肌收缩性加强、心率加快、血压升高等；乙酰胆碱的生理作用是使血管舒张、使心肌收缩性减弱、心率减慢、血压下降、胃肠尿道平滑肌蠕动增加、腺体分泌增加等。节后神经元分泌的神经递质作用于效应器细胞，所以，交感神经和副交感神经对靶器官和组织发挥着不同的调节作用。交感神经和副交感神经的节前纤维属于较细的 B 类有髓纤维，既可成为集群爆发式传递的引爆纤维，又可成为爆发纤维，而它们的节后纤维属于 C 类无髓纤维，只可能是引爆纤维。交感神经节离效应器官较远，因此节后纤维长；副交感神经节离效应器官很近，有的节后神经元就在效应器官壁内，因此节前纤维长而节后纤维短。这样，在接近器官的附近，交感神经的节后纤维和副交感神经的节前纤维分别从各自的神经束里分离出来，在混合展布时，一旦纤维之间的距离缩小到合适的程度，就是隐伏腧穴部位。按摩刺激隐伏腧穴，有可能使交感神经的节后纤维（C 类无髓纤维）产生动作电位，同时有可能在副交感神经的节前纤维（B 类有髓纤维）中发生集群爆发式传递，从而使更多的副交感神经的节后神经元卷入到传递动作电位的行列中来。可见，按摩刺激隐伏腧穴，在交感和副交感的双向调节中，多数情况下副交感的调节总是占据优势，这一特点对于解释隐伏腧穴的生理功能极为重要。

在经络—周围神经系统的特殊表现形式一节中，解释双向调整特性时曾经提出过一个问题："交感和副交感的双向协调现象早已共识，为什么交感神经节后纤维与副交感神经节前纤维和内脏感觉神经在到达所支配的脏器的行程中，常互相交织共同构成内脏神经丛，使得副交感神经节都出现在内脏附近，甚至直接在脏壁上？又为什么交感节后神经纤维都很长，而副交感节后神经纤维都很短？是否因为集群爆发式传递这一生理作用的需要，长期进化的结果。"用隐伏腧穴的机制来解释和回答这一问题，显然是合理的。

另外，消化系统管道壁上的内在神经系统，也是大量存在隐伏腧穴的地方。

许多现象也可说明隐伏腧穴所起的作用，列举一些如下：

（1）在受到惊吓或气急之时，心跳会加剧，血压会上升，用手抚摩左前胸，可减轻心跳起到抚慰开心的效果。这是因为刺激心脏周边附近的隐伏腧穴，引发副交感调节占优势的集群爆发式传递的结果。这与心脏停止跳动时的急救是完全不同的，急救时用力挤压心脏是直接作用于心肌细胞，以期激发心肌细胞的节律性动作电位。

（2）按摩胃部可缓解胃病或不消化引起的胃部不适，这也是因为刺激胃周边附近的隐伏腧穴，引发了副交感调节占优势的集群爆发式传递的结果。副交感神经的主要功能有促进胃肠运动、使消化器官的括约肌舒张、促进胃液等消化液分泌。

（3）腹式呼吸是由膈肌收缩来推动的，不仅可以增加肺底部肺泡的扩张以改善肺的呼吸功能，还可以按摩内脏以及让内脏器官之间相互摩擦。这样刺激了内脏器官周边附近的隐伏腧穴，引发副交感调节占优势的集群爆发式传递，使内脏器官得以调理和休养生息。

经络篇

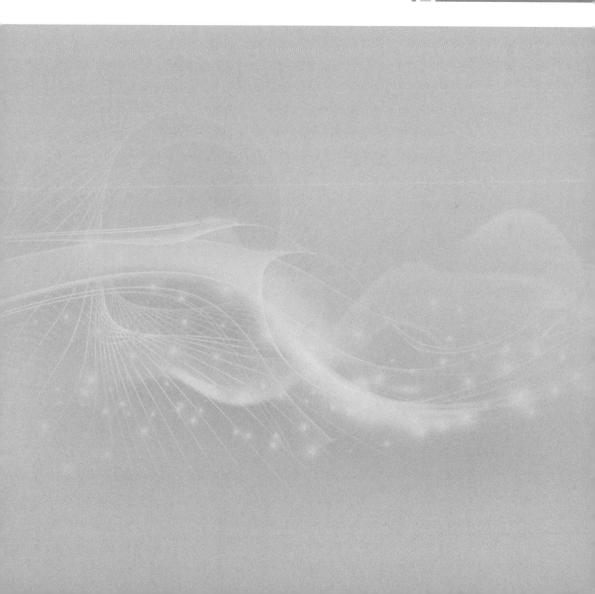

第三章　经络基础

第一节　经络学说

经络学说是中医学理论体系的重要组成部分，是针灸学的理论核心。经络学说是研究人体经络系统的生理功能、病理变化及其与脏腑相互关系的学说。经络学说是我国古代医家在长期生产、医疗实践中产生和发展起来的，它不仅是针灸、推拿、气功等学科的理论基础，而且对指导中医临床各科，均有十分重要的意义。

第二节　经络的功能与作用

其生理功能主要有四个方面。

1. 沟通表里上下，联系脏腑器官

经络系统是由经脉和络脉组成，在内连属于脏腑，在外连属于筋肉、肢节和皮肤。从而，使机体五脏六腑、四肢百骸、五官九窍、皮肉筋骨等组织器官有机地联系起来，构成一个彼此之间紧密联系的统一整体。

2. 通行气血，濡养脏腑组织

人体各组织器官均需气血以濡养，才能维持其正常的生理活动。而气血之所以能通达全身，发挥其营养脏腑组织器官，抗衡外邪，保卫机体的作用，则必须依赖于经络的传注。

3. 调节机能平衡

人体各脏腑组织器官之间，通过经络相互沟通，以维持机体活动的协调平衡。在患病时，出现气血不和及阴阳偏胜偏衰的证候，可通过针灸等治疗手段，激发经络的调节作用，以"泻其有余，补其不足"，促使机体恢复到正常状态。

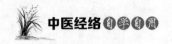

4. 感应传导作用

感应传导是指经络系统对于针刺或其他刺激的感觉传递和通导作用。针刺中的"得气"现象和"行气"现象就是经络传导感应作用的表现。

第三节　十二经脉和督脉、任脉

经脉分为正经和奇经两类。

正经有十二条，即手、足三阴经和手、足三阳经，合称"十二经脉"，是气血运行的主要通道。十二经脉有一定的起点、一定的循行部位和交接顺序，在肢体的分布和走向上有一定的规律，同脏腑有直接的络属关系。十二经脉对称地分布于人体的两侧，分别循行于上肢或下肢的内侧或外侧，每一经脉分别属于一个脏或一个腑（表3-1）。

表3-1　十二经脉表

	阴经 （属脏）	阳经 （属腑）	循行部位 （阴经行于内侧，阳经行于外侧）	
手	太阴肺经	阳明大肠经	上肢	前部
	厥阴心包经	少阳三焦经		中部
	少阴心经	太阳小肠经		后部
足	太阴脾经	阳明胃经	下肢	前部
	厥阴肝经	少阳胆经		中部
	少阴肾经	太阳膀胱经		后部

奇经有八条，合称"奇经八脉"，其中以督脉和任脉最重要。督脉主要分布在人体的后正中线上，其循行方向从上向下。任脉分布在人体的前腹、胸正中线上，其循行方向从下向上。

第四节　腧穴的基本概念和分类

腧穴是经脉的有机构成部分，是人体经络气血通达输注于体表的特殊部位，也是针灸临床施术的部位，所以通常也称为穴位。

人们对腧穴的认识要早于对经络的认识。古代医家在长期医疗实践中，发现捶打、按摩、针刺、火灸机体某些部位可减轻或消除病痛，并产生酸、麻、热、凉等感应，于是腧穴被逐渐发现和积累。经过反复实践，人们发现这种感应不仅在腧穴局部出现，还沿着一定路线向远处传导，从而认识到人体各部之间存在着相互联系的通道。人们还发现许多腧穴可以治疗远隔部位的病痛，而且主治作用相似的腧穴往往有规律地排列在一条路线上，进而发现了经脉。实际情况是主治作用相似的腧穴有规律地排列在一条经脉的某一段上，而不是整条经脉上的腧穴都具有相似的主治作用。

腧穴遍及全身，大体可分为十四经穴（十二正经，加上督脉和任脉）、经外奇穴和阿是穴三类。

1. 十四经穴

简称"经穴"，是指分布于十二正经、督脉和任脉上的腧穴，有确定的名称和固定的位置，是腧穴的主要部分，共 361 个。

2. 经外奇穴

又称"奇穴"，是指既有一定的名称，又有明确的定位，但尚未列入或不便列入十四经脉系统的腧穴。这类腧穴的主治范围比较狭窄，但对某些病症有特殊的疗效，可弥补经穴的不足。例如四神聪穴治疗脑疾病，四缝穴治疗小儿疳积，子宫穴治疗妇科疾病等。

3. 阿是穴

又称"天应穴""不定穴"，类似古代"以痛为腧"的方法发现的腧穴。这类腧穴既无具体的名称，也无固定的位置，而是以压痛点或其他反应点作为针灸施术的部位。阿是穴是随病而生，因人而异，故而弥补了经穴和奇穴的不足，临床应用也非常普遍。

在腧穴的发现和认识过程中，最先发现的被称为阿是穴，阿是穴后来发展为奇穴，奇穴经过实践和理论归纳又列入经穴。例如，现在临床上十分常用的奇穴阑尾穴、胆囊穴就是根据压痛点、反应点总结出来的。

第五节　腧穴的特性和主治规律

为了探索腧穴治疗疾病的机制，人们做了大量的实验研究和临床观察，揭示了腧穴的一些特性和主治规律。

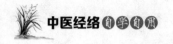

一、腧穴的生物物理特性

许多临床医生和科学家运用现代化的技术、设备对腧穴的特性进行了大量的观察研究，发现腧穴具有许多特殊的生物物理特性。例如：低阻抗、高电位的电学特征；高发光性能（腧穴能发出较强的超微弱冷光）；高温点特性（可应用红外线热像图摄影法显示腧穴部位）；电磁特性（当人体在暗室内处于高频辐射场作用下，全身腧穴都有较强的电晕，X线衍射法摄片可见腧穴部位是磁场的聚焦点）。

这些生物物理特性可能是由于腧穴是脏腑、经络气血输注，脉气所发之处，其气血旺于非腧穴部位的结果。

二、腧穴的病理特性

腧穴是脏腑、经络之气输注于体表的部位，所以当人体各脏腑、经络功能失调时可在相应的腧穴上有反应。如在相应的穴位上可探查到硬结、隆起、凹陷、条索、结节，或出现变色、脱屑、皮疹等病理变化。应用现代化的仪器检测，则可发现相应腧穴出现电、温、光方面的异常变化。可以利用腧穴的病理变化，确定人体经络气血失衡状态和相关脏腑的病理变化，为诊断疾病提供参考。

三、腧穴的主治规律

1. 近治作用

腧穴具有治疗局部和邻近部位的组织、器官及脏腑病症的特性，是一切腧穴所共同的。如中脘穴治疗胃病，中府穴治疗肺病，耳门穴治疗耳疾等，即所谓"穴位所在，主治所在"。

2. 远治作用

腧穴还可治疗本经循行所经过的，虽然远离该穴位的组织、器官、脏腑的病症。这是十四经所属腧穴，尤其是十二经脉在四肢肘、膝以下的腧穴所具有的治疗特性。例如，合谷穴不仅治疗手部疾患，还可治疗上肢、头面部疾病，是因为手阳明大肠经循行经过上肢和面部；足三里不仅治疗下肢疾患，还可治疗胃脏腑病症，是因为足阳明胃经循行经过胃脏腑。"经脉所通，主治所及"概括了这一治疗特性。

3. 整体治疗作用

许多腧穴在临床治疗过程中，具有对全身整体功能的调整作用。例如，足三里穴可以提高人体的免疫力，治疗虚证；大椎穴、曲池穴可以退热；合谷穴、复溜穴可以止汗等。

4. 双向调整作用

在机体不同状态下，同一腧穴能发挥出两种相反的治疗作用。例如，百会穴在脏气下陷时可以升提清气，在肝阳上亢时可以平肝潜阳；内关穴可使心动过缓者加速心跳，使心动过速者减慢心跳等。需要注意的是针灸的施术原则"补虚泻实"，正确应用补泻手法才能更好地发挥腧穴的双向调整作用。

5. 多方面治疗作用

一些腧穴的主治范围比较广泛，可以治疗多经脉、多脏腑、多器官、多部位的病症。较为突出的如合谷穴，可以治疗头痛、面瘫、目赤肿痛、耳鸣耳聋、鼻衄鼻渊、齿痛失音、咽喉肿痛、感冒咳嗽、腹痛呕吐、便秘痢疾、痛经滞产、惊风癫痫、丹毒疔疮、臂痛瘫痪、无汗多汗等。又如三阴交穴主治脾、肝、肾三经病症，有健脾理血、疏肝解郁、补肾益精的功效。

第六节　腧穴的定位法

腧穴只有接受刺激才能发挥作用，刺激能否准确地作用到腧穴部位是获得效果的关键。有人应用红外线摄像装置对体表摄影后发现，根据穴位与周围皮肤的温度差异，确定腧穴在体表的直径约为 2 毫米。研究还表明，腧穴的生物物理特性与穴旁 0.5 厘米处的非穴位处相比有着非常显著的差异。因此能否准确确定穴位，直接影响到针灸的治疗效果。按摩刺激的范围较大，比较容易作用到腧穴，是腧穴自理自疗的好方法。

中医经长期不断总结，形成了一套确定穴位的方法。

1. 骨度分寸定位法

临床最常用的方法，也是确定穴位最准确的方法。是指以人体各部分骨节为主要标志，折算成分寸，用于腧穴定位的方法。即将人体各部分按自然标志之间的距离，折合成若干等份，每一等份作为 1 寸。例如，头面部眉间至前发际正中为 3 寸；肘横纹（平肘尖）至腕掌（背）侧横纹为 12 寸等。

人体无论男女老幼、高矮胖瘦均可按照这一方法取穴，因为对于一个患

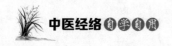

者来说，各不同部位的骨骼存在着客观的比例关系。

2. 体表解剖标志定位法

以人体解剖学的各种体表标志为依据，来确定腧穴位置的方法，又称"自然标志定位法"。

体表解剖标志定位法，由于其有明显的标志，常用作简便取穴位的方法。体表标志可分固定标志和活动标志两种。

固定标志指骨骼和肌肉所形成的突起或凹陷、五官轮廓、发际、手指甲或脚趾甲、乳头、肚脐等标志。例如，肚脐正中定位神阙穴；内踝尖高点与跟腱连线中点定位太溪穴；额角发际上 0.5（骨）寸处定位头维穴等。

活动标志指各部的关节、肌肉、肌腱、皮肤随着一定的动作和姿势才出现的突起、凹陷、空隙、皱纹、尖端等标志。例如，耳屏中点前，下颌骨髁状突的后方，在张口时形成的凹陷处定位后溪穴；下颌角前上方约一横指，当咀嚼时咬肌隆起的高点处定位颊车穴等。

3. 指寸定位法

一般情况下，人体手指与身体其他部位有一定的比例关系。指寸法是依据患者本人手指的某些部位，折算成分寸，用于腧穴定位的方法。也称"手指同身寸法"，常用以下三种方法来规定手指分寸（对于同一个人，三种分寸相差很小）：

（1）中指同身寸：当患者拇指尖与中指尖接触并弯曲成环行时，以其中指中节桡侧两端纹头间的距离作为 1 寸。

（2）拇指同身寸：以拇指指关节的宽度作为 1 寸。

（3）横指同身寸：令患者将示指、中指、环指和小指并拢，以其中指中节横纹水平为标准，四指的合并宽度作为 3 寸。

除特殊个人外，对于同一个人，其手寸与骨寸的大小大致相当。虽然在确定穴位上骨寸最准确，一般来说手寸则比较方便。对于一般成人（中国人）来说，手（分）寸或骨（分）寸的大小在 2 厘米左右。

第四章　五十个方便自理腧穴

市面上介绍针灸和穴位按摩的书籍很多，全身腧穴有数百个，其中十四经穴（十二正经，加上督脉和任脉）的数目就有 361 个，而且还应该继续增加。虽然按摩和针灸穴位可以改善体质、促进健康和治疗疾病，针灸技术比较复杂也难以自己操作，按摩可自我进行，但是大部分穴位是不便于自理自疗的。其实，自我按摩是非常实用和方便的，且在生活中可随时进行，关键是要选择方便自理的穴位。方便自理应满足几个条件，首先自己的手要能够到，其次手能使上劲，最后不被较厚穿戴物所裹覆。

根据统计结果，具有最多主治功能的腧穴有四个，全部位于上述方便自理的区域。它们是大肠经合谷和曲池、胃经足三里、脾经三阴交。具有次多主治功能的腧穴共计有三十二个，其中百分之八十位于上述方便自理的区域。它们分别是肺经尺泽、列缺，大肠经三间，胃经丰隆、解溪，脾经公孙、地机、血海，心经神门，小肠经后溪，膀胱经大杼、膈俞、肝俞、肾俞、膀胱俞、委中、膏肓、昆仑，肾经涌泉、太溪，心包经曲泽、内关，三焦经外关，胆经风池、阳陵泉、足窍阴，肝经太冲、曲泉，督脉命门、大椎，任脉关元、气海。因此在科学技术不发达的时期里，古代医家的自理自疗和自我针刺的经验积累是中医经络学说和理论发展的基本因素。同时也充分说明，经络按摩实践中自我感觉、自我体验的重要性。

满足方便自理条件的腧穴，超过腧穴总数的一半，对于日常自我按摩来说仍然偏多。腧穴在体表的直径约为 2 毫米，相距最近的腧穴约 0.5 手寸（约 1 厘米），由于按摩不如针灸刺激精确，按摩某一穴位可能同时刺激到最临近的穴位，做到一按多穴，这也可作为精选自理按摩穴位的参考条件。同时，考虑所选腧穴尽可能包括较多的主治功能，我们进一步筛选了分布在各条经络上，又具有较明显疗效的五十余个方便自理的穴位。这些穴位主要分布在头面部、手和前臂、小腿，还有大腿外侧。

至于按摩时腧穴的定位问题，在前面经络基础一章中，说明腧穴的正确位置时常使用距离某处几（指）寸，这是精确定位，主要用于针灸。在腧

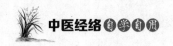

穴的发现历史过程中，穴位就是按压时有痛感、紧张感或者酸麻胀感的部位。同样在按摩实践中，若取穴正确，一般按摩刺激时会有酸、麻等感觉，没有必要死板地量尺寸。下文中，有些简便取穴法由于精确性不太高，只可用于按摩，一般不要用于针灸。有些简便取穴法使用了体表解剖标志定位，精确性也比较高，故与精确定位相同。

按摩时，只要双手方便可对同一腧穴的左右两个穴位同时进行。

第一节　自理按摩方法

穴位按摩有多种方法，常用的有推、揉、拿、按、捶等。

中医认为健康就要"虚实"平衡。无论用什么治疗方法，若体征为"虚"则要补虚，若体征为"实"则要泄实。就按摩而言，推、揉属于"补"法，用来聚集血气；拿、按、捶等属于"泄"法，可疏散血气和抑制功能亢进。对于同一种按摩手法，由于轻重力度不同，也会呈现不同功效。重推、重揉为补中偏泄，轻拿、轻按、轻捶又是泄中偏补。因此，必须根据自身的状态和证候，选择适当的按摩手法和轻重力度，以恢复或保持"虚实"平衡。

平时自理保健按摩，一般使用推、揉和轻按、轻捶。

1. 推法

分别用拇指、食指、中指，或除拇指以外的四指，或全手掌，平行于肌肤推动的方法。如需要促进血液循环时，从末梢向心脏方向推；需要镇痛时，从心脏向末梢推。推法能促进静脉和淋巴的循环，给肌肤以舒适感，有利于自主植物神经的调节。

2. 揉法

将拇指、食指、中指，或除拇指以外的四指，或全手掌放到穴位上，一边施压一边做按揉的方法，压力不宜过大。揉法能促进肌肉的血液循环，有利于解除疼痛和紧张、解除疲劳。

3. 拿法

在某个穴位周围的面积较大的部位，用拇指与其他手指将治疗部位夹持、提起，同时捏揉的方法。拿法也可以促进肌肉的血液循环，有利于解除疼痛和紧张、解除疲劳。

4. 按法

用全手掌、拇指、除拇指以外的四指压迫穴位及其周围的方法。用力不能太轻，但应掌握在感到舒适的痛感程度，没有一点痛感则不行。

按法能抑制神经亢奋，解除神经痛和肌肉紧张。

5. 捶法（也称叩击法）

用拳或侧掌捶击穴位的方法。

松握拳，有节奏地敲击穴位。两手相对，并拢四指，像两把菜刀那样有节奏地轮流下切，击打穴位。也可用单个手掌侧击打穴位，便于自理按摩时，对同一腧穴的左右两个穴位同时进行按摩。当你觉得其他按摩手法太烦琐时，采用捶法最方便。放松手腕和手指，有节奏地捶打能将振动向肌肉传递，达到放松肌肉的目的。

第二节 五十余个方便自理腧穴（位）

1. 手太阴肺经

尺泽（可与曲池穴合并按摩）

定位：在肘横纹中，肱二头肌腱桡侧凹陷处（图4-1）。

简便取穴法：屈肘抬平前臂成直角，突起的二头肌腱紧邻外侧凹陷处即是穴。或将另一手的食指至小指的四个手指放于弯曲部位，中手指与肘横纹平行重叠，使中指的中节指骨与远（末）节指骨关节跨于突起的肌腱上，用中指头按摩即可。

功效：清肺泻热，舒筋利节，和胃降逆。

主治：咳嗽、气喘、胸痛、胸部胀满、咽喉肿痛、口干、潮热、咳血、小儿惊风、腹痛吐泻、肘臂挛痛、上肢瘫痪。

列缺（可与内关穴合并按摩）

定位：在前臂桡侧缘，桡骨茎突上方，腕横纹上1.5寸（图4-1）。

简便取穴法：两手虎口自然交叉，背侧手示指压在掌侧手的桡骨茎突桡侧上，当背侧手示指尖到达之茎突上桡侧凹陷处即是穴。

功效：宣肺解表，通经活络，通调任脉。

主治：外感伤风、咳嗽气喘、咽喉肿痛、头痛项强、口眼㖞斜、齿痛、遗尿、小便热、尿血、阴茎痛、掌中热、上肢不遂、手腕无力或疼痛。

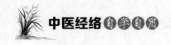

少商

定位：拇指远节（末节）桡侧，指甲角旁0.1寸处（图4-1）。

简便取穴法：将一手拇指指甲前缘中点对准另一拇指桡侧指甲角，用拇指尖按摩即可。

功效：清肺利咽，开窍醒神。

主治：咽喉肿痛、咳嗽、气喘、鼻衄、失音、发热、中暑呕吐、心下满、中风昏迷、癫狂、小儿惊风、手指麻木。

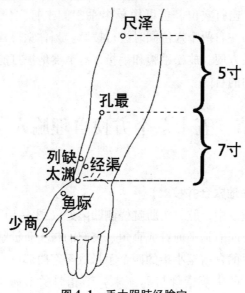

图4-1　手太阴肺经腧穴

2. 手阳明大肠经

合谷

定位：在手背，在第1、第2掌骨间，约当第2掌骨桡侧的中点处（图4-2）。

简便取穴法：以一手拇指掌面指关节横纹放在另一手背侧的拇、示指的指蹼缘上，当拇指尖尽处即是穴。

功效：清泻阳明，祛风解表，通经止痛，通调肠腑，息风开窍。

主治：身热、头痛、眩晕、目赤肿痛、鼻衄鼻渊、咽喉肿痛、齿痛面肿、耳聋、失音、牙关紧闭、口眼㖞斜、痄腮；发热、恶寒、咳嗽、无汗或多汗、疟疾、脘腹疼痛、呕吐、便秘、痢疾、小儿惊风、抽搐、癫狂、癫痫、痛经、闭经、滞产、瘾疹、皮肤瘙痒、疔疮、丹毒、肩臂疼痛、手指肿痛、麻木、半身不遂。

偏历（可与温溜穴合用示指至无名指三指并列按摩）

定位：在曲池穴与阳溪穴连线上，阳溪穴上 3 寸处（图 4-3）。

简便取穴法：曲池穴在肘横纹外侧端，屈肘抬平前臂时当肌腱与肱骨外上髁之间凹陷处。阳溪穴在腕背横纹桡侧端，拇指向上翘起时，拇指两条肌腱之间的凹陷中。阳溪穴与曲池穴也为大肠经，两者连线基本上沿桡骨缘背侧延伸，距阳溪穴四横指（示指至小指并列横宽为 3 寸）处即是穴。

功效：清泻阳明，通调水道。

主治：齿痛、咽肿、鼻衄、耳鸣、口眼㖞斜；小便不利，水肿、腕臂痛。

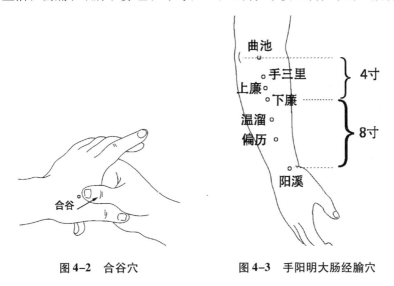

图 4-2　合谷穴　　　　　图 4-3　手阳明大肠经腧穴

温溜（可与偏历穴合用示指至无名指三指并列按摩）

定位：在曲池穴与阳溪穴连线上，阳溪穴上 5 寸处，偏历穴上 2 寸处（图 4-3）。

简便取穴法：曲池穴在肘横纹外侧端，屈肘抬平前臂时当肌腱与肱骨外上髁之间凹陷处。阳溪穴在腕背横纹桡侧端，拇指向上翘起时，拇指两条肌腱之间的凹陷中。阳溪穴与曲池穴也为大肠经，两者连线基本上沿桡骨缘背侧延伸。先确定偏历穴后，距偏历穴两个拇指的横宽（拇指横宽为 1 寸）处即是穴。

功效：清泻阳明，消肿止痛，安神通腑。

主治：头痛面肿、咽喉肿痛、齿痛舌肿、鼻衄；腹胀、肠鸣、腹痛、癫

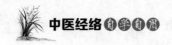

狂、癫痫、项强、肩臂酸痛。

曲池（可与尺泽穴合并按摩）

定位：肘横纹外侧端，屈肘时当尺泽穴与肱骨外上髁连线的中点处（图4-3）。

简便取穴法：肘部弯曲时、肘横纹外（桡）侧端。

功效：清热解表，散风止痒，消肿止痛，调和气血，疏经通络。

主治：外感热病、咽喉肿痛、咳嗽气喘；头痛、齿痛、目赤肿痛、腹痛、吐泻、痢疾、肠痈、乳痈、便秘、瘰疬、瘾疹、疔疮、丹毒、心中烦闷、善惊、头痛头晕、癫狂、抽搐、手臂肿痛、上肢不遂或酸痛无力、冰冷麻木。

3. 足阳明胃经

四白

定位：面部，目正视，瞳孔直下一拇指处（一指寸）。

简便取穴法：当眶下颧骨高点稍下的凹陷中。

功效：疏风活络，清热明目。

主治：目赤痒痛，目翳，迎风流泪，眼睑瞤动；头痛目眩，面肌痉挛，口眼㖞斜。

头维

定位：额角发际上0.5寸，头正中线旁4.5寸。

简便取穴法：拇指尖、中指根与中指尖弯成一水平的圆弧，以中指根部贴住前额，两指尖贴在头骨处即左右两穴位。

功效：疏风止痛，清头明目。

主治：头痛，目眩，目痛，迎风流泪，眼睑瞤动，视物不明。

伏兔

定位：在股前区，当髂前上棘与髌底外侧端的连线上，髌底上6寸（图4-4）。

简便取穴法：与立正姿势手臂自然下垂中指尖同一水平，股前区肌肉的中部位置。

功效：温经散寒，祛风除湿，疏风活络。

主治：腰膝冷痛、下肢痿痹、瘫痪；疝气、腹胀、腹痛。

阴市（可与梁丘穴合并按摩）

定位：在股前区，当髂前上棘与髌底外侧端的连线上，髌底上3寸

（图4-4）。

简便取穴法：端坐凳椅上，手掌贴住膝部以中指第二弯曲对着膝盖骨，小指侧的腕骨处即穴位。

功效：温经散寒，祛风除湿，疏风活络。

主治：腰膝冷痛、下肢痿痹、屈伸不利、瘫痪；疝气、腹胀、腹痛。

梁丘（可与阴市穴合并按摩）

定位：屈膝，在股前区当髂前上棘与髌底外侧端的连线上，髌底上2寸（图4-4）。

简便取穴法：端坐凳椅上，手掌贴住膝部以中指第三弯曲对着膝盖骨，小指侧的腕骨处即穴位。

功效：和胃通络，理气止痛，舒筋利节。

主治：胃痛、腹胀、乳房胀痛、乳痈；膝关节肿痛、屈伸不利、下肢痿痹。

足三里

定位：在小腿前外侧，当犊鼻穴下3寸，胫骨前嵴外一横指（中指），平胫骨粗隆下缘处（图4-5）。

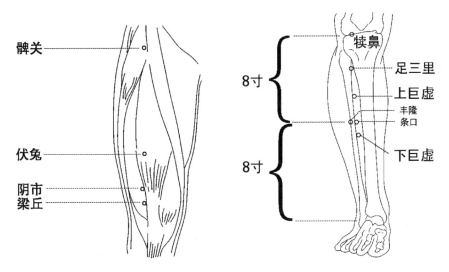

图4-4 足阳明胃经腧穴1   图4-5 足阳明胃经腧穴2

简便取穴法：端坐凳椅上屈膝，五手指并拢微弯，贴握住同侧膝部下方，拇指尖贴髌骨下缘外侧凹陷，小指头关节外侧处。

功效：健脾和胃，消积化滞，疏通经络，调和气血，扶正祛邪。

主治：体弱多病、心悸、气短、虚劳羸瘦；胃痛、呕吐、腹胀、纳差、肠鸣、泄泻、痢疾、便秘、疳积；下肢痿痹、酸痛麻木、中风、瘫痪、脚气、水肿；乳痈、肠痈；癫狂、癫痫；防病保健。

4. 足太阴脾经

商丘

定位：在足内踝前下方凹陷中，当舟骨结节与内踝尖连线的中点（图4-6）。

简便取穴法：在足内踝前下方凹陷中，当舟骨结节（足内侧最突出点）与内踝尖连线的中点。

功效：健脾和胃，理气化湿。

主治：腹胀肠鸣、泄泻、便秘、饮食不化、黄疸；癫狂、小儿癫痫、咳嗽；足踝肿痛、腓肠肌痉挛。

三阴交（可与交信穴合并按摩）

定位：在小腿内侧，当足内踝尖上3寸，胫骨内侧面后缘处（图4-6）。

简便取穴法：内踝尖直上方，示指至小指四横指处。

功效：健脾和胃，调补肝肾，行气活血，疏经通络。

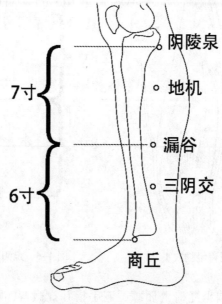

图4-6　足太阴脾经腧穴

38

主治：脘腹胀满疼痛、饮食不化、泄泻；月经不调、崩漏、赤白带下、阴挺、痛经、闭经、不孕、难产、胞衣不下、产后血晕、恶露不尽；遗精、阳痿、早泄、阴茎痛、疝气；水肿、小便不利、遗尿；下肢痿痹、瘫痪、脚气、失眠、头昏、头痛；湿疹、瘾疹、皮肤瘙痒。

阴陵泉

定位：在小腿内侧，当胫骨内侧髁后下方凹陷处，当胫骨后缘和腓肠肌之间（图4-6）。

简便取穴法：在小腿内侧，当胫骨内侧髁（胫骨上端膨大处）后下方凹陷处，当胫骨后缘和腓肠肌之间。

功效：健脾利湿，通利水道。

主治：腹胀、溏泄、小便不利、水肿、黄疸；妇女阴痛、月经不调、赤白带下、男人阴茎痛、遗精；腰痛、足膝肿痛。

5. 手少阴心经

通里（可与阴郄穴合并按摩）

定位：前臂掌侧，当尺侧腕屈肌腱的桡侧，腕横纹上1寸处（图4-7）。

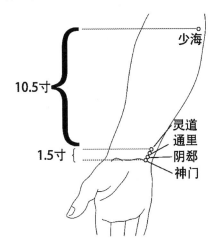

图4-7　手少阴心经腧穴

简便取穴法：前臂掌侧，当尺侧腕屈肌腱（曲指时可感觉动）的桡侧，腕横纹上1拇指横宽处。

功效：清心安神，通舌利音。

主治：暴喑、舌强不语、咽喉肿痛、心痛、心烦、心悸怔忡、失眠、头痛、头晕、目眩、腕臂疼痛。

阴郄（可与通里穴合并按摩）

定位：前臂掌侧，当尺侧腕屈肌腱的桡侧，腕横纹上 0.5 寸处（图 4-7）。

简便取穴法：前臂掌侧，当尺侧腕屈肌腱（曲指时可感觉动）的桡侧，腕横纹上 1 小指横宽处。

功效：宁心安神，理气活血，滋阴养肾。

主治：心痛、惊恐、心悸；吐血、衄血、暴喑、喉痹、骨蒸盗汗、头痛、眩晕。

6. 手太阳小肠经

少泽

定位：在手小指末节尺侧，距指甲角 0.1 寸（图 4-8）。

简便取穴法：在手小指末节尺（外）侧，距指甲角处。

功效：清心泻热，开窍醒神，活络通乳。

主治：热病、昏迷、头痛、目翳、鼻衄、咽喉肿痛、耳鸣耳聋；乳痈、乳汁少、颈项强急、肩臂后侧疼痛。

后溪

定位：在手尺侧，微握拳在第 5 掌指关节后尺侧，当掌指关节远侧掌横纹头，赤白肉际处（图 4-8）。

简便取穴法：在手尺侧，微握拳在第 5 掌指（小指）关节后尺侧，当掌指关节后纹头，赤白肉际处。

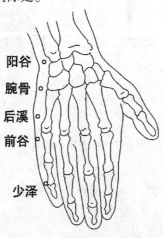

图 4-8　手太阳小肠经腧穴 1

功效：疏风清热，通督宁神，疏经活络。

主治：头项强痛、落枕、急性腰痛；癫狂、癫痫、热病、疟疾、盗汗、目赤目眩、耳鸣鼻衄、齿痛、咽喉肿痛、肩臂疼痛、手指拘挛。

养老

定位：在前臂背面尺侧，当尺骨小头近端桡侧凹陷处（图4-9）。

简便取穴法：尺骨小头的后面，取穴时掌心向胸，当尺骨茎突之桡侧骨缝中。

功效：疏经止痛，滋阴明目。

主治：目视不明、耳闭不闻；肩臂疼痛、项背强痛、腰痛。

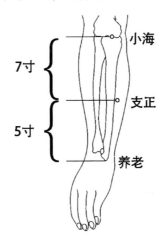

图4-9 手太阳小肠经腧穴2

7. 足太阳膀胱经

睛明

定位：面部，目内眦角稍内上方凹陷处。

简便取穴法：面部，目内眦角稍内上方凹陷处。

功效：疏风清热，活血通络，滋阴明目。

主治：目赤肿痛，迎风流泪，胬肉攀睛，目翳，目视不明，近视，夜盲，色盲，目偏视，鼻塞，头痛，腰痛。

眉冲

定位：头部，前正中线直上入发际0.5寸，又旁开0.5寸（图4-10）。

简便取穴法：前头部，眉头直上入发际0.5寸。

功效：疏经通络，清头明目。

主治：头痛，眩晕，目赤，目视不明，鼻塞，癫痫。

天柱

定位：颈项部，后发际正中直上 0.5 寸，旁开 1.3 寸（图 4-11）。

简便取穴法：后头颈部，后发际斜方肌（两条粗大肌肉）外缘凹陷处。

功效：疏风清头，通窍安神。

主治：头痛，项背强痛，眩晕；视物不清，目齿肿痛，鼻塞，鼻衄，咽喉痛，癫痫，小儿惊风。

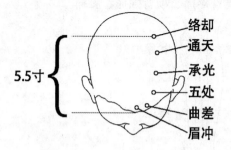

图 4-10 足太阳膀胱经腧穴 1

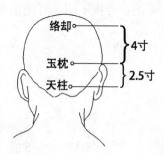

图 4-11 足太阳膀胱经腧穴 2

委阳（可与委中穴合并按摩）

定位：在腘横纹外侧端，当股二头肌腱的内侧缘（图 4-12）。

简便取穴法：在腘横纹（膝关节后面凹陷）外侧端，当股二头肌腱的内侧缘。

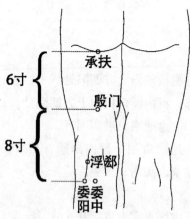

图 4-12 足太阳膀胱经腧穴 3

功效：舒筋利节，通利水道。

主治：腹满、小便不利、癃闭、遗尿、水肿；腰脊强痛、下肢挛痛。

委中（可与委阳穴合并按摩）

定位：在腘横纹中点，当股二头肌腱与半腱肌腱的中间（图4-13）。

简便取穴法：在腘横纹（膝关节后面凹陷）中点，当股二头肌腱与半腱肌腱的中间。

功效：舒筋利节，通利水道。

主治：腰背疼痛、下肢痿痹、腘筋挛急、中风、半身不遂；中暑、腹痛、呕吐、腹泻；小便不利、遗尿；丹毒、疔疮、痈疡。

承山

定位：在小腿后正中，委中穴与昆仑穴之间，当小腿或足跟上提时，腓肠肌肌腹下出现尖角凹陷处（图4-13）。

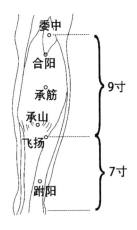

图4-13 足太阳膀胱经腧穴4

简便取穴法：在小腿后正中，当小腿或足跟上提时，腓肠肌肌腹下出现尖角凹陷处。

功效：舒筋解痉，通肠疗痔。

主治：腰背疼痛、小腿转筋、痔疮、便秘、腹痛、疝气。

昆仑

定位：在足部外踝后方，当外踝与跟腱之间凹陷处（图4-14）。

简便取穴法：在足部外踝后方，当外踝与跟腱之间凹陷处。

功效：清头目，舒筋络，行气血，理胞脉。

主治：头痛、项强、目眩、鼻衄、疟疾；肩背拘急、腰痛、下肢痿痹、足跟肿痛；小儿痫证；难产、胞衣不下。

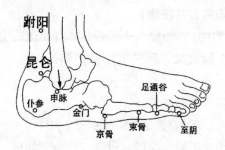

图 4-14　足太阳膀胱经腧穴 5

8. 足少阴肾经

太溪（可与大钟穴合并按摩）

定位：在足内踝后方，当足内踝尖与跟腱后缘连线的中点凹陷处（图 4-15）。

简便取穴法：在足内踝后方，当足内踝尖与跟腱之间的凹陷处。

功效：滋补肾阴，润肺止咳，通调冲任。

主治：头晕目眩、咽喉干痛、齿痛、耳聋、耳鸣、胸痛咳嗽、咯血气喘、消渴、失眠健忘、遗精、阳痿、月经不调、小便频数、腰脊痛、下肢痿痹；内踝肿痛、足跟痛。

大钟（可与太溪穴合并按摩）

定位：在足内踝后下方，太溪穴下 0.5 寸稍后，跟腱附着部的内侧凹陷处（图 4-15）。

简便取穴法：在足内踝后下方，太溪穴下 0.5 寸稍后，跟腱附着部的内侧凹陷处。

功效：滋补肾阴，清热肃肺。

主治：胸闷、气喘、咽痛、咯血；遗尿、小便淋沥、癃闭、大便难、月经不调；痴呆、嗜卧、足跟痛。

复溜（可与交信穴合并按摩）

定位：在小腿内侧，太溪穴直上 2 寸，跟腱的前缘（图 4-16）。

简便取穴法：在小腿内侧，足内踝尖直上 2 寸之点与跟腱间的中点（跟腱前方）。

功效：滋补肾阴，通调水道。

主治：腹胀、肠鸣泄泻；盗汗、热病汗不出或汗出过多；小便不利、水肿、尿赤、淋证；足痿、腰脊强痛。

交信（可与复溜穴、三阴交穴合并按摩）

定位：在小腿内侧，太溪穴直上2寸，复溜穴前约0.5寸，胫骨内侧缘的后缘（图4-16）。

简便取穴法：在小腿内侧，足内踝尖上2寸（食指至中指两横指略多一点），胫骨内侧面后缘处。

功效：补肾调经，清利下焦。

主治：月经不调、崩漏、阴挺、阴痒、睾丸肿痛、疝气、淋证；泄泻、痢疾、便秘；下肢内侧痛。

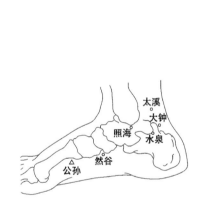

图4-15　足少阴肾经腧穴1

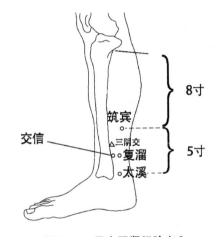

图4-16　足少阴肾经腧穴2

9. 手厥阴心包经

内关（可与肺经列缺穴合并按摩）

定位：前臂掌侧，当曲泽穴与大陵穴的连线上，腕横纹上2寸，掌长肌腱与桡侧腕屈肌腱之间（图4-17）。

简便取穴法：前臂掌侧，腕掌横纹中点向上，中指至小指三横指处。

功效：宁心安神，和胃降逆，宽胸理气，通络止痛，疏经活络。

主治：心痛、心悸、胸闷、胸痛；虚脱、晕厥、中暑、中风、癫狂、痫证、胁痛、郁证、胃痛、呕吐、呃逆、失眠、眩晕、头痛、肘臂挛痛、手麻。

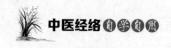

劳宫

定位：在手掌心，当2、3掌骨之间，偏第3掌骨，握拳中指尖处（图4-18）。

简便取穴法：在手掌心，当2、3掌骨之间，偏第3掌骨，握拳中指尖处。

功效：清心开窍，宁心安神。

主治：心痛、中风、昏迷、癫狂癫痫、小儿惊风、中暑、热病、烦闷；胃痛、呕吐、口疮、口臭、手掌多汗、鹅掌风、手指麻木。

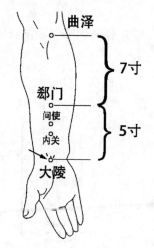

图4-17　手厥阴心包经腧穴1

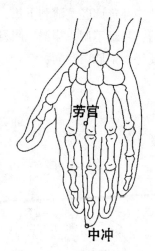

图4-18　手厥阴心包经腧穴2

10. 手少阳三焦经

液门

定位：在手背部，当第4、5指间，指蹼缘后方赤白肉际处（图4-19）。

简便取穴法：手背部，当第4、5指根部缝间，掌指关节前凹陷中。

功效：清心泻火，疏经活络。

主治：头痛、目赤肿痛、耳鸣耳聋、咽肿、齿痛；热病、疟疾、手背肿痛、手臂挛痛。

外关（可与支沟穴合并按摩）

定位：在前臂背侧，当阳池穴与肘尖的连线上，腕背横纹上2寸，尺骨与桡骨正中间（图4-20）。

简便取穴法：前臂掌侧，腕背横纹中点向上，中指至小指三横指处。

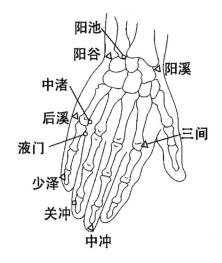

图 4-19　手少阳三焦经腧穴 1

功效：祛风解表，清热消肿，疏经通络。

主治：热病、头痛、目赤肿痛、鼻衄、齿痛、颊肿、耳鸣耳聋、瘰疬；胁肋痛、上肢痹痛、瘫痪、手颤。

支沟（可与外关穴合并按摩）

定位：在前臂背侧，当阳池穴与肘尖的连线上，腕背横纹上 3 寸，尺骨与桡骨正中间（图 4-20）。

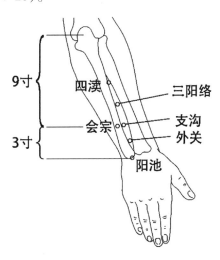

图 4-20　手少阳三焦经腧穴 2

简便取穴法：前臂掌侧，腕背横纹中点向上，食指至小指四横指处。

功效：清心泻火，疏经活络。

主治：热病、耳鸣耳聋、暴喑、目赤肿痛、鼻衄、瘰疬；胁肋痛、呕吐、便秘、肩背和上肢酸痛。

翳风

定位：在颈外侧部，耳垂后方，下颌角与乳突之间凹陷处（图4-21）。

简便取穴法：在颈外侧部，耳垂后方，下颌角与乳突（耳背后骨尖突）之间凹陷处。

功效：祛风通络，通窍聪耳。

主治：耳鸣，耳聋，口眼㖞斜，颊肿，齿痛，口噤，瘰疬。

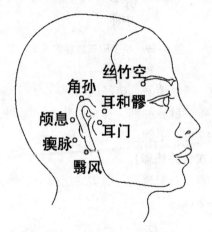

图4-21　手少阳三焦经腧穴3

11. 足少阳胆经

瞳子髎

定位：目外眦外侧约0.5寸，眶骨外侧缘凹陷中（图4-22）。

简便取穴法：面部，外眼角外侧半拇指的（眶骨外侧缘）凹陷中。

功效：疏风清热，明目止痛。

主治：头痛，目赤肿痛，目翳，迎风流泪，视力减退，视物不明，白内障，面瘫。

完骨（可与风池穴合并按摩）

定位：在颞骨乳突后下方凹陷处，约与后发际正中直上1寸持平（图4-22）。

简便取穴法：耳后颞骨乳突（耳背后骨尖突）后下方凹陷中，突起高点后一横指。

功效：疏风清热，通经活络，消肿止痛。

主治：头痛眩晕，耳后痛，颈项强痛，颊肿齿痛，喉痹，口眼歪斜，目痛，耳鸣，耳聋，失眠，疟疾。

风池（可与完骨穴合并按摩）

定位：在项后枕骨下两侧，当斜方肌上端与胸锁乳突肌之间凹陷处，约与后发际正中直上1寸持平（图4-23）。

简便取穴法：用无名指按住完骨穴，示指、中指、无名指三指尖同一水平高度并列，示指尖处即是。

功效：疏风解表，清头利咽，聪耳明目，醒脑开窍，通经活络。

主治：头痛项强，眩晕，热病感冒，目赤肿痛，迎风流泪，视物不清，鼻塞，鼻渊，鼻衄，耳鸣耳聋；中风，口眼㖞斜，失眠健忘，癫痫，瘿气。

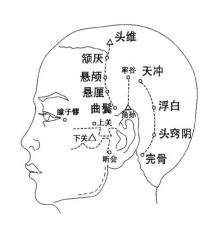

图4-22 足少阳胆经腧穴1

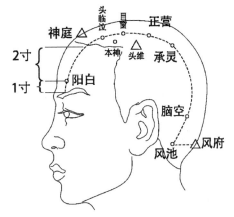

图4-23 足少阳胆经腧穴2

环跳

定位：在股外侧部，侧卧屈股，当股骨大转子最突点与骶管裂孔连线的外1/3与内2/3交点处（图4-24）。

简便取穴法：在股外侧部，侧卧屈股，当股骨大转子高点与骶管裂孔（骶骨下端）连线的外1/3与内2/3交点处。

功效：祛风除湿，舒筋利节，通经活络。

主治：腰胯疼痛、下肢痿痹、半身不遂。

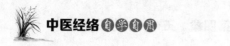

风市

定位：在大腿外侧中线上，当腘横纹上 7 寸（图 4-25）。

简便取穴法：直立自然垂臂，手掌贴在大腿外侧中线上时中指尖处。

功效：祛风除湿，疏经活络。

主治：半身不遂、下肢痿痹、麻木、遍身瘙痒、脚气。

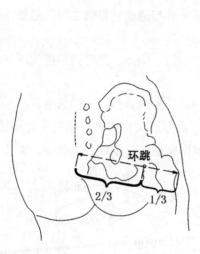

图 4-24 足少阳胆经腧穴 3

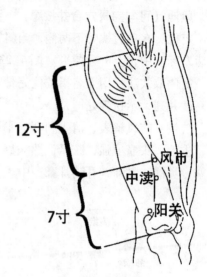

图 4-25 足少阳胆经腧穴 4

阳陵泉

定位：在小腿外侧，当腓骨小头前下方凹陷中（图 4-26）。

简便取穴法：在小腿外侧，当腓骨小头（腓骨上端头尖突）前下方凹陷中。

功效：疏肝利胆，舒筋利节，镇惊息风。

主治：胁肋疼痛、口苦、呕吐、黄疸；下肢痿痹、麻木瘫痪、膝肿痛、小腿转筋；小儿惊风、四肢抽搐。

阳辅

定位：在小腿外侧，当外踝尖上 4 寸，腓骨前缘稍前方（图 4-26）。

简便取穴法：在小腿外侧，当外踝尖直上一手掌横宽（拇指至小指五指）处，腓骨前缘稍前方。

功效：清肝利胆，通经止痛。

主治：偏头痛、目外眦痛、咽喉肿痛；胸胁胀痛、腋下肿痛、下肢外侧痛、半身不遂；瘰疬、疟疾。

12. 足厥阴肝经

中都

定位：在小腿内侧，内踝上 7 寸，胫骨内侧面的中央（图 4-27）。

简便取穴法：在小腿内侧，内踝尖直上 9 横指宽（拇指至小指加上食指至小指九指）处，胫骨内侧面的中央。

功效：疏肝理气，理血调经，通络止痛。

主治：胁痛、腹胀、疝气、少腹痛、月经不调、崩漏、恶露不绝、下肢痹痛。

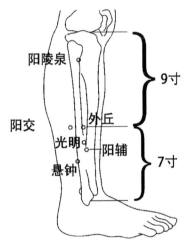

图 4-26　足少阳胆经腧穴 5

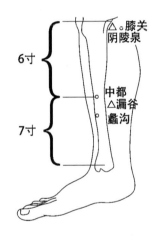

图 4-27　足厥阴肝经腧穴

13. 督脉

风府

定位：后发际正中直上 1 寸（图 4-28）。

简便取穴法：头微前倾，后发际正中直上 1 寸（一横拇指宽）。

功效：清热散风，通关开窍。

主治：头痛项强，眩晕，中风不语，半身不遂，喉痹，失音，癫狂，癫痫。

百会

定位：在头顶部，前发际正中直上 5 寸，当两耳尖直上头顶正中（图 4-28）。

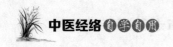

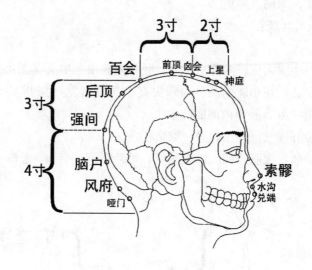

图4-28 督脉腧穴

简便取穴法：在头顶部，前发际正中直上5寸（一手掌五指横宽加上中指至小指三指横宽），当两耳尖直上头顶正中。

功效：平肝息风，醒脑宁神，清热开窍，升阳固脱。

主治：头痛，眩晕，中风，失语，鼻塞，耳鸣；失眠，健忘，癫狂，小儿惊风，脱肛，阴挺，久泻久痢。

神庭

定位：在头部，于前发际正中直上0.5寸（图4-28）。

简便取穴法：在头部，于前发际正中直上0.5寸（半拇指宽）。

功效：清头散风，明目通窍。

主治：癫痫，失眠，头痛，眩晕，鼻渊，鼻衄，目赤肿痛，迎风流泪，目翳。

水沟（又名人中）

定位：在面部，人中沟上1/3与下2/3交点处（图4-28）。

简便取穴法：在面部，人中沟上1/3与下2/3交点处。

功效：醒脑开窍，回阳救逆，清头息风，通督止痛。

主治：癫狂，癫痫，小儿惊风，昏迷，晕厥，牙关紧闭，口眼㖞斜，面肿，中风失语，腰脊强痛，闪挫腰痛。

14. 任脉

承浆

定位：在面部，颏唇沟的正中凹陷处（图4-29）。

简便取穴法：在面部，颏唇沟（与人中沟上下对应）的正中凹陷处。

功效：祛风通络，生津敛液，通调任督。

主治：面瘫口歪，面肿流涎，齿痛龈肿，消渴嗜饮，癫狂。

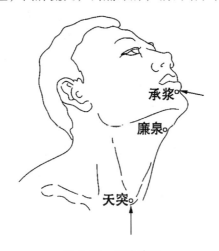

图4-29 任脉腧穴

第五章 腧穴的分布及其规律

全身数百个腧穴的分布位置及其主治功能，市面上已有许多书籍有详细介绍，本章着重阐述腧穴的分布规律及其原因，帮助人们更容易理解腧穴的主治功能。发现和总结腧穴的分布规律，不仅方便人们根据所需治疗的疾患挑选并找到施治的有效穴位，而且有利于探索经络和腧穴的本质。

本章将十四正经的全部 361 个腧穴，按照躯干部、头颈部、四肢部（上肢部、下肢部）列表，各列表进一步以主治功能的不同划分出功能带、功能区或段，便于读者根据疾病主要症状来查找所需要的腧穴及其所属经脉。列表中有腧穴名称、所属经脉、腧穴近旁分布的神经、腧穴主治功能和主治功能分带（或区或段）名称等。各腧穴的具体位置（穴位）、中医归类和属性、疾病治疗分类及腧穴组方等，请参考其他有关书籍。

第一节 躯干部腧穴主治功能的分析

"腧穴沿经脉分布"的说法其实不太妥当，好像经脉本身先有线状展布的性质，然后才有腧穴的线状分布。中医的历史实践证明，先有腧穴的发现，经过长期的认识和总结，根据腧穴的线状展布特点及其相应的功能，才提出了经络学说（见第三章第四节腧穴的基本概念和分类）。腧穴经历了阿是穴、奇穴、经穴几个发展模式就是最好的说明，阿是穴模式至今仍在运用，现在临床上十分常用的奇穴阑尾穴、胆囊穴就是根据压痛点、反应点，即阿是穴总结出来的。

在四肢上，经脉附近发现有相应的神经与其平行展布，然而在躯干上却没有相应的神经与经脉平行展布。但是，躯干上的经脉穿过各条脊神经，各交汇处大部分都有相应的腧穴存在，空间展布上极有规律性，这是为什么呢？值得深入思考。

一、躯干部腧穴分布的规律

躯干部腧穴共有 91 个，约占十四经穴（十二正经，加上督脉和任脉）的四分之一。十二正经中除了肺经、大肠经、心经、小肠经和三焦经外，在躯干部都有分布。躯干部腧穴的分布极具规律性，其主治功能表现出极为明显的横向分带。将躯干部督脉、膀胱经、任脉、肾经、胃经各腧穴的位置、近旁神经分布等列于附表 1、附表 2 中，相应的主治功能列于附表 3 至附表 7 中。附表 8 中列出躯干左右两侧面腧穴分布规律，包括脾经、胆经、肝经和心包经的腧穴。可以看出有如下规律性：

1. 躯干部的腧穴均分布在各条经脉与胸神经的交汇处

督脉、膀胱经第一侧线和第二侧线与胸神经后支交汇处分别只有一个腧穴，这是因为后支较细较短。胸神经前支长而粗，而且发生分支，任脉、肾经、胃经各腧穴分布在它们与胸神经前支（或其分支）的交汇处，所以分别不只有一个腧穴。

2. 躯干部不同经脉上水平位置相当的腧穴功能相近

从附表 3 至附表 7 中可以看出，各经脉腧穴的功能在纵向上有所变化，然而在横向上却相当稳定一致，形成腧穴生理功能的水平分带现象。刺激腧穴，在其近旁的胸神经及相应的脊神经干内产生集群爆发式传递，使得脊神经干内对应的交感神经节前纤维兴奋，然后经过白交通支传到相对应的交感干神经节换元，通过其节后纤维作用于对应的器官。不同经脉水平位相当的腧穴分布在同一胸神经旁，所以其主治功能就相近，甚至相同了。这就是中医经络学说所谓"穴位所在，主治所在"，其实，更确切些应该说"神经所至，主治所在"。

3. 腧穴的垂直间距和水平间距相当稳定

各胸椎骨椎体的厚度基本一致，因此各条胸神经干穿出的椎间孔之间的距离也是相同的，直接与胸骨连接的第 1 至第 7 对真肋的肋间距也基本相同，这就是背侧和腹侧胸部各腧穴的垂直间距相当稳定的原因。在腹侧腹部，虽然人在逐渐自立行走的发展过程中腹壁渐渐扩张拉开，但是同时各胸神经发生分支，所以腹侧腹部腧穴的垂直间距仍然相当稳定。

背侧各腧穴位于脊神经的后支上，其水平间距为 1.5（指）寸，腹侧的胸部各腧穴位于脊神经的前支上，其水平间距为 2（指）寸，两者也分别相对稳定。这样，由腧穴连线而产生的各条经脉（与脊神经伸展方向直交）

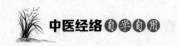

自然就基本上成直线状了。至于腹侧的腹部，腧穴的水平距离缩小为0.5寸至1.5（指）寸，这是与物体内部结构在外力作用下的应变规律一致的，即在张力方向（与躯干长轴一致的方向）上拉长的同时，在与张力垂直的方向（与躯干长轴垂直相交的方向）上缩小。这样，不同经脉腧穴之间的水平距离自然就缩小了。

分列于背脊中线两边的膀胱经第1侧线的水平间距为3（指）寸，正好与胸椎左右两横突间的水平尺寸相当，所以膀胱经第1侧线的腧穴分布于胸神经后支的内侧支旁，膀胱经第2侧线的腧穴就分布于胸神经后支的外侧支旁（见附表1，躯干背侧腧穴分布规律与胸神经的关系）。

4. 躯干部左右两侧壁的腧穴数量很少

躯干部左右两侧壁的腧穴数量只有十多个，而且均在偏前部，分布于胸神经前支近旁。主要是脾经的腧穴，其次是胆经、肝经及个别心包经的腧穴。这些腧穴虽然分布零散，表现出与腹背侧部同样明显的分带现象（见附表8）。胸神经前支沿肋骨体的内面下缘处的肋沟内行走，由于肋沟的约束，神经纤维无法相对集中地分批离开神经而在特定部位形成腧穴，到达肋前端才在两肋之间分出外侧皮质分布于胸侧壁，这就是躯干左右两侧偏后部设有一个腧穴的原因。

二、躯干部腧穴主治功能的水平分带

根据躯干部不同经脉水平位相当的腧穴功能相近的特点，自上而下可有如下水平分带：

①肺、心带（第1至第4胸神经，见附表3）。

涉及脏器：喉、气管、肺、心。

主调生理功能：呼吸系统、循环系统、神经系统。

这是因为第1至第5胸神经干里有相应的交感节前纤维，到达交感干神经元后，其交感节后纤维可直接到达心、肺、喉和气管。

①、②带的过渡带（第5、第6胸神经，见附表4）。

②胃、肝、胆带（第7、第8胸神经，见附表5）。

涉及脏器：食管、胃、肝、胆、胰。

主调生理功能：消化系统之消化、神经系统。

这是因为第5至第9胸神经干里的交感节前纤维合成的内脏大神经在腹腔神经节换元，其交感神经节后纤维可到达食管、胃、肝、胆和胰。胰脏是重要的消化器官，笔者在自序中已论述过古人误认为胰和脾是一体的，才有"脾主运化"之说，其实脾本身没有消化功能。

②、③带的过渡带（第9胸神经，见附表6）。

③肠、肾、膀胱带（第10至第12胸神经，见附表7）。

涉及脏器：脾、小肠、大肠、肾、膀胱、生殖器官。

主调生理功能：消化系统之吸收、免疫系统、泌尿系统、生殖系统、神经系统。

这是因为第10至第12胸神经干里的交感节前纤维合成的内脏小神经和内脏最下神经在腹腔神经节换元，其交感神经节后纤维可到达脾和肾；内脏小神经和内脏最下神经在肠系膜上神经节换元，其交感神经节后纤维可到达小肠和大肠；内脏小神经和内脏最下神经在肠系膜下神经节换元，其交感神经节后纤维可到达大肠、膀胱和生殖器官。脾脏是最大的免疫器官，是各类免疫细胞居住的场所，所以该带腧穴还可治肝炎、肾炎、痢疾、前列腺炎、尿路感染等感染性疾病。

胸神经干里的交感神经节前纤维进入交感干内，可在交感干内上行或下行终于上方或下方的椎旁神经节换元，界于上述三个主要分带边界上的第5、第6和第9胸神经对应的腧穴具有过渡带性质就不足为奇了。

与第1至第6胸神经对应的①肺、心带和①、②带的过渡带，在背侧和腹侧的水平高度大致相当。与第7至第12胸神经对应的②胃、肝、胆带和②、③带的过渡带以及③肠、肾、膀胱带，在腹侧的水平高度比背侧的水平高度逐渐降低。这是因为从第7胸神经开始，其前支离开相应肋沟后逐渐顺势下行，并产生明显分支，使带的宽度加大的结果。

第二节 头颈部腧穴主治功能的分析

头颈部腧穴共有77个，约占十四经穴（十二正经，加上督脉和任脉）的五分之一。除了六条阴（脏）经外，其余各条经脉的腧穴在头颈部均有分布，那么头颈部腧穴的主治功能究竟有着什么规律。

一、头颈部腧穴分布的规律

头颈部腧穴虽然分布较复杂，不像躯干部那样有明显的水平分带，但仍有规律可循，且其主治功能与腧穴近旁的神经有关，尤其是与脑神经有着密

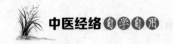

切关系，其次与颈丛神经有关。

颈丛除了有自己的分支外，还与脑神经的舌下神经、副神经、迷走神经以及交感神经存在一些交通支，其中最重要的是与舌下神经之间的交通联系。

脑神经也属于周围神经系统，它将脑与头颈的感受器和效应器联系起来，以及通过迷走神经干（包含一般内脏感觉纤维、一般内脏运动纤维—副交感神经节前纤维）将脑与胸腹部的内脏器官联系起来。脑神经共12对，包括嗅神经、视神经、动眼神经、滑车神经、三叉神经、展神经、面神经、前庭蜗神经、舌咽神经、迷走神经、副神经和舌下神经。

实验已查明，各脑神经若有损伤，或者其路径旁侧的其他组织病变累及到该脑神经的功能时，则会出现相应感受器或效应器的病理症状。同样可推理，感受器或效应器自身出现病理症状时，可通过刺激腧穴使相应的脑神经产生集群爆发式传递来缓解和调节感受器或效应器的病理症状。现将12对脑神经与相应感受器或效应器的病理症状列入附表9脑神经简表中。

除了督脉和任脉的每个腧穴只有一个穴位，其余腧穴均有两个穴位（左右各一个）。与躯干部的每个腧穴近旁只有一条神经不同，头颈部的腧穴，只有少部分腧穴近旁有一条神经外，多数腧穴近旁有两条及其以上神经分布。这样使得头颈部腧穴的主治功能显得较为复杂，但是仍可看出，各分区的主治功能与腧穴近旁一、两条主要神经有关。耳侧区是颈丛的耳大神经、三叉神经的耳颞神经；颈项区是颈丛的颈皮神经和锁骨上神经；头盖区是三叉神经眼神经的额神经、颈神经后支枕大神经，而且前者明显分布于头盖区的前段，后者明显分布于头盖区的后段；脸面区是面神经及其分支、三叉神经及其分支。

二、头颈部腧穴功能的分区

现分述如下。

1. 头颈部腧穴结合主治功能

可分为四个区，即耳侧区、颈项区、头盖区和脸面区（见附表10头颈部腧穴主治功能分区表）。

①耳侧区

主治功能：耳鸣，耳聋，偏头痛，眩晕，齿痛。

涉及器官：耳、牙、头颅。

主调生理功能：感觉器之耳、神经系统、消化系统之口腔。

②颈项区

主治功能：咽喉肿痛，咳嗽气喘，颈项痛。

涉及器官：喉、气管、颈肌。

主调生理功能：呼吸系统中段、运动系统之肌肉、神经系统。

③头盖区

主治功能：头痛，头晕，目眩，目痛，鼻塞。

涉及器官：头颅、眼、鼻。

主调生理功能：感觉器之眼、呼吸系统上段、神经系统。

④脸面区

主治功能：口眼㖞斜，眼睑瞤动，视物不清，鼻塞鼻衄，唇齿痛，唇颊肿痛，面痛，面瘫，癫痫。

涉及器官：眼、鼻、口唇、牙、面部肌、面部皮肤。

主调生理功能：感觉器之眼、呼吸系统上段、消化系统之口腔、神经系统。

2. 各分区边界附近的腧穴

在主治功能上都具有过渡性质，如头盖区与颈项区边界附近的腧穴风池、风府、天柱和天牖，具有头盖区与颈项区共同的主治功能；脸面区与头盖区边界附近的腧穴丝竹空、攒竹、阳白，具有脸面区与头盖区共同的主治功能。在躯干部腧穴主治功能的分析一节中谈过躯干上腧穴分布的水平分带及其带之间的过渡特征，那是由于脊神经通过白交通支到交感干向上或向下行至临近节段的缘故。另一个原因则是脊神经皮肤分布的节段性和重叠性规律（见经络篇附图）。这里则可看出，脑神经在头部皮肤的分布也存在同样的重叠性规律，是造成分区边界部分过渡特性的原因。

3. 头颈部腧穴的功能很少涉及五脏六腑及其原因

颈椎脊髓与交感干无关，没有交感节前纤维发出。而胸神经的最上部第1胸神经（连于脊髓胸段 T_1）和颈神经下部（连于脊髓颈段 C_5 至 C_8）组成的臂丛是上肢各经脉分布的基础，不到达头颈部。虽然迷走神经中大部分是副交感神经纤维和内脏感觉神经纤维，对调节内脏生理有很重要作用，但是迷走神经行走于深部，几乎不在头颈部腧穴旁出现。所以，头颈部腧穴的功能很少涉及五脏六腑。

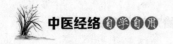

4. 脑神经与头颈部腧穴主治功能分区之间的对比关系

经络篇附表9中相应神经损伤或受影响后的症状，与附表10中腧穴旁神经及该腧穴主治功能，两者之间的相关性很强，充分说明腧穴的主治功能与其近旁的神经关系密切。再次证明了，中医经络学说所谓"穴位所在，主治所在"，其实，更确切些应该说"神经所至，主治所在"。

5. 耳侧区腧穴主治耳鸣耳聋功能的分析

颈丛的耳大神经分布于耳郭及附近皮肤。三叉神经的耳颞神经经过耳前向上分布于颞区皮肤，并有分支至腮腺，传导感觉冲动。耳侧区腧穴治疗的耳鸣耳聋不是器质性的听力障碍，是一种感觉障碍，真正的器质性听力丧失是无法用针灸治好的。

6. 颈项区腧穴主治咽喉肿痛、咳嗽、气喘功能的分析

颈项区腧穴旁的神经为颈丛的分支，由于颈丛与脑神经的舌下神经、副神经、迷走神经以及交感神经存在一些交通支，颈项区的主治功能中有咽喉肿痛、咳嗽气喘，就不难理解了（见经络篇附表9脑神经简表）。

第三节　四肢部腧穴主治功能的分析

四肢部腧穴共有193个，占十四经穴（十二正经，加上督脉和任脉）的二分之一以上。其中有督脉和任脉的少数几个腧穴分布在下肢部，十二条正经的腧穴在四肢部均有广泛分布，六条手经分布在上肢，六条足经分布在下肢。那么四肢部腧穴的主治功能究竟有着什么规律？

人类神经分为脑神经和脊神经，脊神经（颈神经、胸神经、腰神经和骶神经）分为前支和后支。脊神经中，胸神经前支保持原有的节段性走行和分布，其余各部脊神经（颈神经、腰神经和骶神经）的前支分别交织成丛，形成4个脊神经丛，即颈丛、臂丛、腰丛和骶丛，由各丛再发出分支分布。

胸神经的最上部第1胸神经（连于脊髓胸段 T_1）前支和颈神经下部（连于脊髓颈段 C_5 至 C_8）前支组成的臂丛是上肢各经脉分布的基础，即上肢大部分腧穴主要沿臂丛的各分支分布。肩胛段的腧穴旁除了有臂丛神经外，还有颈丛神经和第1、第2胸神经后支分布。臂丛共有14条分支，其中主要是正中神经、尺神经和桡神经与腧穴的关系密切。

胸神经的最下部第12胸神经（连于脊髓胸段 T_{12}）前支和腰神经上部

（连于脊髓腰段 L_1 至 L_4）的前支组成腰丛，腰神经的下部（连于脊髓腰段 L_4、L_5）的前支和骶神经（连于脊髓骶段 S_1 至 S_5）以及尾神经组成骶丛，腰丛和骶丛是腹股沟区及下肢各经脉分布的基础，即腧穴沿其各分支分布。

实验已查明，各神经若有损伤，或者其路径旁侧的其他组织病变累及该神经的功能时，则会出现相应感受器或效应器的病理症状。同样可推理，感受器或效应器自身出现病理症状时，可通过刺激腧穴使相应的神经产生集群爆发式传递来缓解和调节感受器或效应器的病理症状。现将四肢部分神经与相应感受器或效应器的病理症状列入经络篇附表 11 上肢神经损伤或受影响后的症状简表和附表 13 下肢神经损伤或受影响后的症状简表中。

一、上肢部腧穴的功能及分布规律

上肢部腧穴共有 77 个，约为十四经穴（十二正经，加上督脉和任脉）的五分之一。上肢部腧穴的分布有规律可循，且其主治功能与腧穴近旁的神经有着密切关系。现分述如下。

1. 上肢部腧穴结合主治功能

可分为五个段区，即肩胛段前区（心肺区）、肩胛段后区（肩背区）、臂段内侧区（心肺区）、臂段外侧区（头面区）和手掌段（混合区）。（见附表 12 上肢部腧穴主治功能分区表和附图——脊神经皮支的分布规律与腧穴主治功能呈现分带、分段、分区之间的关系图）

2. 上肢部腧穴的分区功能

①心肺区（包括肩胛段前区和臂段内侧区）

主治功能：心痛、心悸、胸痛、胸闷、咳嗽气喘、咽喉肿痛。

涉及脏器：心、肺、气管、喉。

主调生理系统：循环系统、呼吸系统、神经系统。

②头面区（臂段外侧区）

主治功能：头痛、眩晕、耳鸣、耳聋、目痛、齿痛、上肢痹痛。

涉及脏器：头颅、耳、眼、口腔、上肢感受器。

主调生理系统：感觉器之耳、眼、运动系统之肌肉、神经系统。

③肩背区（肩胛段后区）

主治功能：肩背（胛）酸痛、手臂麻木、上肢痹痛、颈项强痛。

涉及脏器：颈丛神经支配的颈肌、臂丛桡神经和腋神经和肩胛上神经支配的肌肉、手臂感受器。

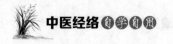

主调生理系统：运动系统之肌肉、神经系统。

④混合区（手掌段）

主治功能：兼具心肺区、头面区和肩背区的主治功能。

涉及脏器：兼具心肺区、头面区和肩背区所涉及的脏器。

主调生理系统：兼具心肺区、头面区和肩背区的主调生理系统。

3. 各段区内部腧穴的主治功能

具有相似性质，不同段区之间腧穴的主治功能相似性不如各段区内部腧穴的主治功能相似性明显，然而每个段区内有多条经脉分布，说明同一条经脉上的腧穴的主治功能的相似性不如同一个区段中腧穴的主治功能的相似性强。

4. 心肺区（包括肩胛段前区和臂段内侧区）的腧穴的主治功能

心肺区主治功能（包括肩胛段前区和臂段内侧区）的腧穴的主治功能躯干部肺心带的腧穴的主治功能很相似，头面区（臂段外侧区）的腧穴的主治功能与头颈部头盖区、脸面区的腧穴的主治功能很相似，肩背区（肩胛段后区）的腧穴的主治功能与头颈部颈项区的腧穴的主治功能有相似性。以上规律是由于两个区（或带）之间在身体上是相邻的部位，相邻皮神经的分支分布区域存在相互重叠，及容易引起集群爆发式传递的连锁反应。尤其是，心肺区（包括肩胛段前区和臂段内侧区）的腧穴的主治功能与躯干部肺心带的腧穴的主治功能很相似，还由于连接脊髓节段 T_1 的脊神经皮支贯通躯干部肺心带、肩胛段前区和臂段内侧区的缘故（见经络篇附图脊神经皮支的分布规律与腧穴主治功能呈现分带、分段、分区之间的关系图）。

5. 从经络篇附表 12 与附表 11 的对比

各段区的主治功能与相应的神经损伤或受影响后的症状有一定的联系。如头面区（臂段外侧区）的主治功能：上肢痹痛就与该区内的主要分布神经臂丛桡神经有关，臂丛桡神经（$C_5 \sim T_1$）损伤或受影响后的症状为前臂伸肌瘫痪，表现为抬前臂时呈"垂腕"状；伸腕力弱，不能伸指。肩背区（肩胛段后区）主治功能：手臂麻木、上肢痹痛，也是因为该区内有臂丛桡神经分布。又如，混合区（手掌段）兼具头面区和肩背区的主治功能：手臂麻木、上肢痹痛，与该区内的主要分布神经臂丛的桡神经、正中神经、尺神经有关。正中神经（$C_6 \sim T_1$）损伤或受影响后的症状为鱼际肌萎缩，手掌平坦，也称"猿掌"；拇指、食指、中指掌面感觉障碍。尺神经（C_8、T_1）损伤或受影响后的症状为屈腕力减弱；环指和小指远节指骨间关节不能屈曲；小鱼际萎缩，拇指不能内收；骨间肌萎缩，各指不能互相靠拢，各掌指关节过伸，出现"爪形手"；手背和手掌内侧缘皮肤感觉丧失。

二、下肢部腧穴的功能及分布规律

下肢部共有腧穴 116 个，占正经腧穴（十二正经，加上督脉和任脉）的近三分之一。虽然下肢部的腧穴数目是身体各部中最多的，但是其主治功能的分带、分段（或分区）现象并不明显。

对下肢神经损伤或受影响后的症状所做的实验资料（经络篇附表 13 下肢神经损伤或受影响后的症状简表），佐证了下肢部穴位近旁的腰丛和骶丛神经功能与腧穴主治功能中的近治作用的关系。如股神经支配肌肉和膝关节，大腿前面和小腿内侧面皮肤感觉；坐骨神经支配小腿群肌和足肌，小腿前外侧和足部皮肤感觉。它们若损伤或受影响后出现屈髋无力；坐位时不能伸膝；行走困难；膝跳反射消失；肌无力，足不能跖屈、背屈，内翻力弱，趾不能伸；大腿和小腿皮肤感觉障碍等疾患。

下肢部腧穴除了可治疗离穴位较近的脚部疾患、下肢疾患、腰骶疾患等，还可治疗远离穴位的下腹部的脏腑疾病（经络篇附表 14 下肢部腧穴主治功能分区表）。前面说过，交感神经干上、中部（连接于 T_1 节段至 T_{12} 节段）与内脏的相连关系表现出一定的区段性，然而，脊髓下部（T_{10} 节段及其以下）与内脏的相连关系却没有表现出一定的区段性，即各个脊髓节段发出的脊神经前支通过内脏小神经、内脏最下神经、腰内神经和盆内神经的神经纤维都与小肠、大肠、肾、膀胱、生殖器有所相连。所以，分布有腰丛（T_{12} 节段，L_1 节段至 L_4 节段），骶丛（L_4 节段，L_5 节段，S_1 节段至 S_5 节段）的下肢部腧穴的主治功能就没有表现出像躯干部那样与不同内脏相关的分带（或分段）的明显特点。下肢部腧穴影响内脏的远治作用和与下肢部相邻的躯干部③带：肠、肾、膀胱带相似，涉及脏器：脾、小肠、大肠、肾、膀胱、生殖器官等。

经络篇附表

附表1　躯干背侧腧穴分布规律（与胸神经的关系）

督脉腧穴	膀胱经腧穴		骨(指)寸定位			脊胸神经分支		
	一侧线	二侧线	督脉	膀胱经一侧线	膀胱经二侧线	督脉	膀胱经一侧线	膀胱经二侧线
陶道	大杼		第1胸椎棘突下凹陷中	第1胸椎棘突下旁开1.5寸		第1胸神经后支内侧支	第1胸神经后支内侧皮支	
	风门	附分		第2胸椎棘突下旁开1.5寸	第2胸椎棘突下旁开3寸		第2胸神经后支内侧皮支	第2胸神经后支外侧皮支
身柱	肺俞	魄户	第3胸椎棘突下凹陷中	第3胸椎棘突下旁开1.5寸	第3胸椎棘突下旁开3寸	第3胸神经后支内侧支	第3胸神经后支内侧皮支	第3胸神经后支外侧皮支
	厥阴俞	膏肓		第4胸椎棘突下旁开1.5寸	第4胸椎棘突下旁开3寸		第4胸神经后支内侧皮支	第4胸神经后支外侧皮支
神道	心俞	神堂	第5胸椎棘突下凹陷中	第5胸椎棘突下旁开1.5寸	第5胸椎棘突下旁开3寸	第5胸神经后支内侧支	第5胸神经后支内侧皮支	第5胸神经后支外侧皮支

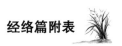

续表

督脉腧穴	膀胱经腧穴		骨(指)寸定位			脊胸神经分支		
	一侧线	二侧线	督脉	膀胱经一侧线	膀胱经二侧线	督脉	膀胱经一侧线	膀胱经二侧线
灵台	督俞	意喜	第6胸椎棘突下凹陷中	第6胸椎棘突下旁开1.5寸	第6胸椎棘突下旁开3寸	第6胸神经后支内侧支	第6胸神经后支内侧皮支	第6胸神经后支外侧皮支
至阳	膈俞	膈关	第7胸椎棘突下凹陷中	第7胸椎棘突下旁开1.5寸	第7胸椎棘突下旁开3寸	第7胸神经后支内侧支	第7胸神经后支内侧皮支	第7胸神经后支外侧皮支
筋缩	肝俞	魂门	第9胸椎棘突下凹陷中	第9胸椎棘突下旁开1.5寸	第9胸椎棘突下旁开3寸	第9胸神经后支内侧支	第9胸神经后支内侧皮支	第9胸神经后支外侧皮支
中枢	胆俞	阳纲	第10胸椎棘突下凹陷中	第10胸椎棘突下旁开1.5寸	第10胸椎棘突下旁开3寸	第10胸神经后支内侧支	第10胸神经后支内侧皮支	第10胸神经后支外侧皮支
脊中	脾俞	意舍	第11胸椎棘突下凹陷中	第11胸椎棘突下旁开1.5寸	第11胸椎棘突下旁开3寸	第11胸神经后支内侧支	第11胸神经后支内侧皮支	第11胸神经后支外侧皮支
	胃俞	胃仓		第12胸椎棘突下旁开1.5寸	第12胸椎棘突下旁开3寸		第12胸神经后支内侧皮支	第12胸神经后支外侧皮支

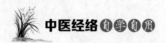

附表 2　躯干腹侧腧穴分布规律（与胸神经的关系）

腧穴			骨(指)寸定位			脊胸神经分支		
任脉	肾经	胃经	任脉(前正中线)	肾经	胃经	任脉	肾经	胃经
华盖	彧中	库房	平第1、2肋间隙	第1、2肋间隙前正中线旁开2寸	第1、2肋间隙前正中线旁开4寸	第1胸神经前支的前皮支的内侧支	第1胸神经前支的前皮支	第1胸神经前支的分支
紫宫	神藏	屋翳	平第2、3肋间隙	第2、3肋间隙前正中线旁开2寸	第2、3肋间隙前正中线旁开4寸	第2胸神经前支的前皮支的内侧支	第2胸神经前支的前皮支	第2胸神经前支的分支
玉堂	灵墟	膺窗	平第3、4肋间隙	第3、4肋间隙前正中线旁开2寸	第3、4肋间隙前正中线旁开4寸	第3胸神经前支的前皮支的内侧支	第3胸神经前支的前皮支	第3胸神经前支的分支
膻中	神封	乳中	平第4、5肋间隙	第4、5肋间隙前正中线旁开2寸	第4、5肋间隙前正中线旁开4寸	第4胸神经前支的前皮支的内侧支	第4胸神经前支的前皮支	第4胸神经前支的分支
中庭	步廊	乳根	平第5、6肋间隙	第5、6肋间隙前正中线旁开2寸	第5、6肋间隙前正中线旁开4寸	第5胸神经前支的前皮支的内侧支	第5胸神经前支的前皮支	第5胸神经前支的分支

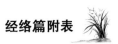

腧穴			骨(指)寸定位			脊胸神经分支		
任脉	肾经	胃经	任脉(前正中线)	肾经	胃经	任脉	肾经	胃经
鸠尾			胸剑联合部下1寸			第6胸神经前支的前皮支的内侧支		
巨阙上脘	幽门腹通谷	不容承满	脐上6寸脐上5寸	脐上6寸,5寸正中线旁开0.5寸	脐上6寸,5寸正中线旁开2寸	第7胸神经前支的前皮支的内侧支	第7胸神经前支的分支	第7胸神经前支的分支
中脘建里下脘	阴都石关商曲	梁门关门太乙	脐上4寸脐上3寸脐上2寸	脐上4寸,3寸,2寸正中线旁开0.5寸	脐上4寸,3寸,2寸正中线旁开2寸	第8胸神经前支的前皮支的内侧支	第8胸神经前支的分支	第8胸神经前支的分支
水分		滑肉门	脐上1寸	脐上1寸正中线旁开2寸		第9胸神经前支的前皮支的内侧支	第9胸神经前支的分支	第9胸神经前支的分支
神阙阴交	肓俞中注	天枢外陵	脐中央脐下1寸	脐中脐下1寸正中线旁开0.5寸	脐中脐下1寸正中线旁开2寸	第10胸神经前支的前皮支的内侧支	第10胸神经前支的分支	第10胸神经前支的分支

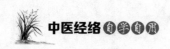

腧穴			骨(指)寸定位			脊胸神经分支		
任脉	肾经	胃经	任脉(前正中线)	肾经	胃经	任脉	肾经	胃经
气海石门	四满	大巨	脐下1.5寸脐下2寸	脐下2寸正中线旁开0.5寸	脐下2寸正中线旁开2寸	第11胸神经前支的前皮支的内侧支	第11胸神经前支的分支	第11胸神经前支的分支
关元	气穴	水道	脐下3寸	脐下3寸正中线旁开0.5寸	脐下3寸正中线旁开2寸	第12胸神经前支的前皮支的内侧支	第12胸神经前支的分支	第12胸神经前支的分支

附表3　躯干经脉腧穴（①肺、心带）横向（表中为列向）主治功能对比

①肺、心带	涉及脏器：喉、气管、肺、心 主调生理功能：呼吸系统、循环系统、神经系统			
胸神经名称	第1胸神经	第2胸神经	第3胸神经	第4胸神经
督脉腧穴	陶道		身柱	
主治	感冒、咳嗽、气喘、身热、头痛、疔疮		感冒、咳嗽、气喘、身热、头痛、疔疮	
膀胱经一腧穴	大杼	风门	肺俞	厥阴俞
主治	发热、恶寒、头痛、咽喉、肿咳、嗽喘	咳嗽、鼻塞、发热、头痛、目眩、胸痛	外感、发热、咳嗽、气喘、胸闷、背痛	心痛悸、胸闷痛、咳喘、呕吐、背痛
膀胱经二腧穴		附分	魄户	膏肓
主治		颈项、强痛、肩背拘急、肘臂麻木	咳嗽、气喘、肺痨、盗汗、颈强、背痛	肺痨、咳血、盗汗、失眠、心悸

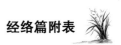

续表

胃经腧穴	库房	屋翳	膺窗	乳中
主治	咳嗽、气喘、咳痰浊、胸胁胀痛	咳嗽、气喘、胸胁胀满疼痛	咳嗽、气喘、胸胁胀满疼痛、乳痈	(禁忌针灸)按摩治母乳不畅
肾经腧穴	彧中	神藏	灵墟	神封
主治	胸胀、咳嗽、气喘、痰多、呕吐、厌食	胸胁、胀痛、咳嗽、气喘、呕吐、厌食	胸闷痛、咳痰、气喘、呕吐、厌食	胸胁胀满、咳喘、乳痈、胸痛、心悸
任脉腧穴	华盖	紫宫	玉堂	膻中
主治	咳嗽、气喘、胸痛、喉痹、咽肿	咳嗽、气喘、胸闷、胸痛、喉痹、咽肿	胸痛、咳痰、气喘、喉痹、咽肿	心痛、胸闷、咳嗽、气喘、心悸、呕吐

附表 4　躯干经脉腧穴（①、②带的过渡带）横向（表中为列向）主治功能对比

①、②带的过渡带	涉及脏器：兼具①和②带所涉及的脏器 主调生理功能：兼具①和②带所主调的生理功能	
胸神经名称	第 5 胸神经	第 6 胸神经
督脉腧穴	神道	灵台
主治	心痛、惊悸、失眠、咳嗽、气喘、身热	咳嗽、气喘、身热、疔疮、胸背、疼痛
膀胱经一腧穴	心俞	督俞
主治	心痛悸、胸闷、背痛、失眠、咳嗽	胸闷、心痛、咳嗽、胃痛、腹胀、肠鸣
膀胱经二腧穴	神堂	譩譆
主治	咳嗽、气喘、胸闷、胸痛、心悸、失眠	热无汗、疟疾、目眩、咳喘、胸背痛
胃经腧穴	乳根	
主治	咳喘、胸闷痛、乳痈、乳不畅、乳痈	
肾经腧穴	步廊	
主治	胸胁胀痛、咳喘、心悸、乳痈、呕吐	
任脉腧穴	中庭	鸠尾
主治	胸胁胀满、心痛、反胃、呕吐、厌食	咳喘、胸闷、心悸痛、反胃、呕吐

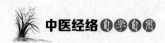

附表5　躯干经脉腧穴（②胃、肝、胆带）横向（表中为列向）主治功能对比

②胃、肝、胆带	涉及脏器：食管、胃、肝、胆、胰 主调生理功能：消化系统之消化、神经系统				
胸神经名称	第7胸神经		第8胸神经		
督脉腧穴	至阳				
主治	腰背疼痛、咳喘、腹胀胁痛、黄疸				
膀胱经一腧穴	膈俞				
主治	咳嗽、气喘、盗汗、呕吐、胃痛、厌食				
膀胱经二腧穴	膈关				
主治	胸闷、呃逆、呕吐、厌食、吐血、背痛				
胃经腧穴	不容	承满	梁门	关门	太乙
主治	胃痛、呕吐、腹胀、食欲不振	胃痛、呕吐、厌食、腹胀、肠鸣、泄泻	胃痛、呕吐、厌食、腹胀、肠鸣、泄泻	腹胀痛、肠鸣、泄泻、厌食、水肿	胃痛、腹胀、腹痛、心烦、癫狂
胸神经名称	第7胸神经	第8胸神经			
肾经腧穴	幽门	腹通谷	阴都	石关	商曲
主治	胃脘疼痛、呕吐、食积、腹胀、胁痛	胃脘痛、呕吐、腹胀、泄泻、胸闷	胃脘痛、腹胀、腹泻、便秘、月经不调	呕吐、腹胀、便秘、产后腹痛、不孕	腹胀痛、泄泻、便秘、饮食不化
任脉腧穴	巨阙	上脘	中脘	建里	下脘
主治	胸满、气短、心烦、胃痛、吞酸、呕吐	胃脘胀痛、呕吐、反胃、腹胀、黄疸	胃脘胀痛、呕吐、肠鸣、泻痢、黄疸	胃脘胀痛、呕吐、肠鸣、泄泻、水肿	脘腹胀痛、呕吐、食滞、肠鸣、泄泻

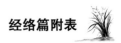

附表 6　躯干经脉腧穴（②、③带的过渡带）横向（表中为列向）主治功能对比

②、③带的过渡带	涉及脏器：兼具②和③带所涉及的脏器 主调生理功能：兼具②和③带所主调的生理功能	
胸神经名称	第 9 胸神经（后支）	第 9 胸神经（前支）
督脉腧穴	筋缩	
主治	筋脉拘急、抽搐、癫痫、胃痛、黄疸	
膀胱经一腧穴	肝俞	
主治	胁痛、黄疸、吐血、胃痛、头痛、眩晕	
膀胱经二腧穴	魂门	
主治	胸胀、背痛、厌食、呕吐、肠鸣、泄泻	
胃经腧穴		滑肉门
主治		胃痛、呕吐、腹胀痛、心烦、癫狂、腹水
肾经腧穴		
主治		
任脉腧穴		水分
主治		腹胀、肠鸣、泻吐、水肿、小便不利

附表 7　躯干经脉腧穴（③肠、肾、膀胱带）横向（表中为列向）主治功能对比

③ 肠、肾、膀胱带	涉及脏器：脾、小肠、大肠、肾、膀胱、生殖器官 主调生理功能：消化系统之吸收、免疫系统、泌尿系统、生殖系统、神经系统				
胸神经名称	第 10 胸神经		第 11 胸神经		第 12 胸神经
督脉腧穴	中枢		脊中		
主治	腰痛、腹满、厌食、胃痛、呕吐、黄疸		腹胀、泄泻、黄疸、癫痫、腰脊强痛		
膀胱经一腧穴	胆俞		脾俞		胃俞
主治	胁胀痛、黄疸、恶心、呕吐、完谷不化		腹胀、胃痛、吐泻、水肿、黄疸、痢血		胃脘胀痛、呕吐、肠鸣、泄泻、完谷不化

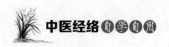

胸神经名称	第10胸神经		第11胸神经		第12胸神经
膀胱经二腧穴	阳纲		意舍		胃仓
主治	胁痛、黄疸、腹痛、厌食、肠鸣、泄泻		腹胀痛、肠鸣、泄泻、厌食、黄疸		胃脘痛、腹胀、小儿食积、水肿、背痛
胃经腧穴	天枢	外陵		大巨	水道
主治	腹胀、肠鸣、泻痢、便秘、疝气、水肿	腹胀痛、泻痢、疝气、痛经、月经不调		小腹胀痛、疝气、闭尿、遗精、月经不调	小腹胀痛、疝气、闭尿、水肿、月经不调
肾经腧穴	肓俞	中注		四满	气穴
主治	腹胀痛、呕吐、泻痢、便秘、疝气	月经不调、腹胀、便秘、疝气、泻痢		月经不调、遗精、疝气、便秘、水肿	月经不调、尿频、淋证、泻痢、腰痛
任脉腧穴	神阙	阴交	气海	石门	关元
主治	腹痛、肠鸣、泄泻、小便不利、水肿	腹胀、痛泻、水肿、小便不利、疝气	脘腹胀痛、泄泻、便秘、脱肛、尿闭、疝气	腹胀痛泻、疝气、尿闭、水肿、淋证	遗精、早泄、月经不调、尿频、水肿

附表8　躯干左右两侧面腧穴分布规律

经络	腧穴名	神经	主治功能	分区（带）主治功能
脾经	周荣	第2肋间神经	胸胁胀满、疼痛、咳喘、气喘、痰多	
脾经	胸乡	第3肋间神经	胸胁胀满、疼痛、胸痛引背、咳喘	
脾经	天溪	第4肋间神经	胸痛、咳嗽、乳痈、乳汁少	①肺、心带
心包经	天池	第4肋间神经	胸闷、胸胁疼痛、心烦、心悸、咳嗽、气喘、痰多、乳痈	涉及器官：喉、气管、肺、心；主调生理功能：呼吸系统、循环系统、神经系统
胆经	渊腋	第4肋间神经	胸胁胀满、胁肋疼痛、腋下肿痛、瘰疬、臂痛不举	
胆经	辄筋	第4肋间神经外侧皮支	胸满、气喘、胁肋疼痛、呕吐、吞酸	

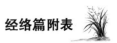

续表

经络	腧穴名	神经	主治功能	分区(带)主治功能
脾经	食窦	第5肋间神经	胸胁胀痛、呕吐、呃逆、嗳气、反胃、腹胀、肠鸣、水肿	①、②带的过渡带
肝经	期门	第6肋间神经	胸胁胀满、疼痛、胁下积聚、呃逆、吞酸、呕吐、腹胀、泄泻、饥不欲食、乳痈、疟疾、咳喘	
脾经	大包	第6肋间神经	胸胁胀满、疼痛、气喘、全身尽痛、四肢乏力	
胆经	日月	第7肋间神经	胁肋疼痛、腹胀、呕吐、吞酸、呃逆、黄疸	②胃、肝、胆带 涉及器官:食管、胃、肝、胆、胰;主调生理功能:消化系统之消化、神经系统
脾经	腹哀	第8肋间神经	绕脐腹痛、腹胀、肠鸣、胁肋胀痛、饮食不化、泄泻、痢疾、便秘	
		第9肋间神经		②、③带的过渡带
脾经	大横	第10肋间神经	脐痛、胀痛、泄泻、痢疾、便秘	③肠、肾、膀胱带 涉及器官:脾、小肠、大肠、肾、膀胱、生殖器官;主调生理功能:消化系统之吸收、免疫系统、泌尿系统、生殖系统、神经系统
脾经	腹结	第11肋间神经	腹痛、腹胀、疝气、便秘、腹寒、泄泻、咳逆	
肝经	章门	第11肋间神经	胁痛、腹胀、肠鸣、泄泻、呕吐、痞块、黄疸	
胆经	京门	第11肋间神经	腹胀、腹痛、肠鸣、泄泻、胁痛、腰痛、脊强、水肿、小便不利	
胆经	带脉	第12肋下神经	月经不调、经闭、腹痛、赤白带下、阴挺、疝气、腰胁痛	

附表9 脑神经

神经名称	神经性质 (纤维类型)	分布(感受器、效应器)	损伤或受影响后的症状
嗅神经	传入(C)	鼻腔,鼻黏膜	嗅觉障碍
视神经	传入(C)	眼球,视网膜	视觉障碍

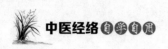

神经名称	神经性质 (纤维类型)	分布(感受器、效应器)	损伤或受影响后的症状
动眼神经	传出(Aβ、Aγ)	上、下、内直肌,下斜肌,上睑提肌	眼外斜视、上睑下垂
	传出(B、C)	瞳孔括约肌,睫状肌	对光及调节反射消失
滑车神经	传出(Aβ、Aγ)	上斜肌	眼不能外下斜视
三叉神经	传入(Aδ、C)	头面部皮肤,口腔、鼻腔黏膜,牙及牙龈,眼球,硬脑膜等	头面部(包括耳、眼、鼻、口、牙等)感觉障碍
	传出(Aβ、Aγ)	咀嚼肌,二腹肌前腹,下颌舌骨肌,鼓膜和腭帆张肌	咀嚼肌瘫痪
展神经	传出(Aβ、Aγ)	外直肌	眼内斜视
面神经	传入(Aδ、C)	耳部皮肤	
	传出(Aβ、Aγ)	面部表情肌,颈阔肌,茎突舌骨肌,二腹肌后腹,镫骨肌	额纹消失,眼不能闭,口角歪向健侧,鼻唇沟变浅
	传出(B、C)	泪腺,下颌下腺,舌下腺,鼻腔和腭的腺体	相应腺体分泌障碍
	传入(C)	舌前2/3的味蕾	舌前2/3味觉障碍
前庭蜗神经	传入(C)	平衡器的半视管壶腹脊,球囊斑和椭圆囊斑	眩晕,眼球震颤等
		耳蜗螺旋器	听力障碍
舌咽神经	传出(Aβ、Aγ)	茎突咽肌	吞咽障碍
	传出(B、C)	腮腺	腮腺分泌障碍
	传入(C)	咽,鼓室,咽鼓管,软腭,舌后1/3的黏膜,颈动脉窦,颈动脉小球	咽后与舌后1/3味觉障碍,咽反射消失
	传入(Aδ、C)	耳后皮肤	
迷走神经	传出(B、C)	颈、胸、腹内脏平滑肌,心肌,腺体	心动过速,内脏活动障碍
	传出(Aβ、Aγ)	咽喉肌	发声困难,声音嘶哑,呛咳,吞咽障碍

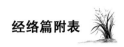

续表

神经名称	神经性质 (纤维类型)	分布(感受器、效应器)	损伤或受影响后的症状
迷走神经	传入(C)	颈、胸、腹腔脏器,咽喉黏膜	
	传入(Aδ、C)	硬脑膜,耳郭及外耳道皮肤	
副神经	传出(Aβ、Aγ)	咽喉肌	发声困难,声音嘶哑,呛咳,吞咽障碍
		胸锁乳突肌,斜方肌	一侧胸锁乳突肌瘫痪面无力转向对侧,斜方肌瘫痪肩下垂、提肩无力
舌下神经	传出(Aβ、Aγ)	舌内肌和部分舌外肌	舌肌瘫痪和舌萎缩,伸舌时舌尖偏向患侧

附表 10　头颈部腧穴主治功能分区

分区	经脉	腧穴	腧穴旁神经	腧穴主治功能	主治功能
耳侧区	胆经	头窍阴	颈丛的耳大神经,颈神经后支枕下神经	头痛、眩晕、颈项强痛、耳鸣、耳聋、口苦胁痛	①耳侧区主治功能:耳鸣,耳聋,偏头痛,眩晕,齿痛。涉及器官:耳、牙、头颅。主调生理功能:感觉器之耳、神经系统、消化系统之口腔
	胆经	听会	颈丛的耳大神经,面神经	耳鸣、耳聋、齿痛、颊腮肿、面瘫、面痛、头痛	
	三焦经	翳风	颈丛的耳大神经	耳鸣、耳聋、口眼㖞斜、颊肿、齿痛、口噤、瘰疬	
	三焦经	颅息	颈丛的耳大神经、枕小神经	偏头痛、耳鸣、耳聋	
	三焦经	瘛脉	颈丛的耳大神经后支	头痛、耳鸣、耳聋	
	胆经	浮白	颈丛的耳大神经之分支	头痛、颈项强痛、耳鸣、耳聋、目痛、齿痛、瘰疬、瘿气	
	胆经	完骨	颈丛的枕小神经本干	头痛、眩晕、耳后痛、颈项强痛、颊肿、齿痛、喉痹、口眼㖞斜、目痛、耳鸣、耳聋、失眠、疟疾	

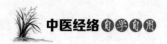

分区	经脉	腧穴	腧穴旁神经	腧穴主治功能	主治功能
耳侧区	胆经	天冲	颈神经后支枕大神经	偏头痛、眩晕、齿龈肿痛、惊恐、惊风、癫痫	①耳侧区主治功能:耳鸣,耳聋,偏头痛,眩晕,齿痛。涉及器官:耳、牙、头颅。主调生理功能:感觉器之耳、神经系统、消化系统之口腔
	胃经	下关	面神经颧眶支,三叉神经的耳颞神经	口眼㖞斜、齿痛、颊肿、面痛、口噤、牙关开合不利、耳鸣、耳聋	
	胆经	率谷	三叉神经的耳颞神经,颈神经后支枕大神经	偏头痛、眩晕、目疾、烦满、呕吐	
	小肠经	听宫	三叉神经的耳颞神经,面神经	耳鸣、耳聋、齿痛、癫狂、痫证	
	三焦经	耳门	三叉神经的耳颞神经,面神经分支	耳鸣、耳聋、眩晕、齿痛、颈颔肿痛	
	三焦经	耳和髎	三叉神经的耳颞神经,面神经颞额支	头痛、耳鸣、口噤、口㖞、颈颔肿痛、鼻肿痛	
	三焦经	角孙	三叉神经的耳颞神经分支	耳部肿痛、痄腮、目赤肿痛、目翳、颊肿、齿痛、项强头痛	
	胆经	颔厌	三叉神经的耳颞神经颞支	偏头痛、眩晕、目外眦痛、齿痛、耳鸣、惊痫	
	胆经	悬颅	三叉神经的耳颞神经颞支	偏头痛、面肿、目外眦痛、齿痛、惊痫	
	胆经	悬厘	三叉神经的耳颞神经颞支	偏头痛、面肿、目外眦痛、齿痛、耳鸣	
	胆经	曲鬓	三叉神经的耳颞神经颞支	偏头痛、齿痛、颊肿痛、口噤不开、暴喑、目赤肿痛、口眼㖞斜	
	胆经	上关	三叉神经的小分支,面神经颞眶支	偏头痛、耳鸣、耳聋、口眼㖞斜、口噤不开、面痛	

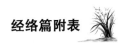

续表

分区	经脉	腧穴	腧穴旁神经	腧穴主治功能	主治功能
颈项区	督脉	大椎	第8颈神经后支	头痛、项强、热病、疟疾、中暑、感冒、发热、咳嗽、气喘、骨蒸潮热、癫痫、角弓反张、背腰脊痛	②颈项区主治功能：咽喉肿痛，咳嗽气喘，颈项痛。涉及器官：喉、气管、颈肌。主调生理功能：呼吸系统中段、运动系统之肌肉、神经系统
	小肠经	天容	颈丛的耳大神经前支，面神经的颈支，副神经	耳鸣、耳聋、喉痹、咽梗、颊肿、瘿气、胸闷、胸痛、颈项强痛、肩痛不举	
	胃经	人迎	颈丛的颈皮神经，面神经颈支，外侧有舌下神经降支和迷走神经	头痛、头晕、气喘、胸闷、咽喉肿痛、梅核气、瘰疬、瘿气	
	胃经	水突	颈丛的颈皮神经	咳嗽、气逆、喘息不得卧、咽喉肿痛、瘰疬、瘿气	
	任脉	廉泉	颈丛的颈皮神经，舌下神经及舌咽神经	舌下肿痛、咽喉肿痛、舌缓流涎、中风、舌强、语言謇涩、乳蛾、吞咽困难、舌肌萎缩	
	小肠经	天窗	颈丛的颈皮神经、耳大神经、枕小神经	耳鸣、耳聋、咽喉肿痛、暴喑、颊肿、颈瘿肿痛、瘾疹、癫狂	
	大肠经	扶突	颈丛的颈皮神经、耳大神经、枕小神经，副神经	咳嗽、气喘、咽喉肿痛、吞咽困难、暴喑、瘰疬、瘿气	
	大肠经	天鼎	颈丛的锁骨上神经，副神经，颈丛的颈皮神经，	咽喉肿痛、暴喑、气喘、梅核气、瘰疬、瘿气	
	任脉	璇玑	颈丛的锁骨上神经前支	胸痛、咳嗽、气喘、喉痹、咽肿	
	任脉	天突	颈丛的锁骨上神经前支	咳嗽、气喘、咽喉肿痛、暴喑、咽痒、梅核气、噎膈、瘿瘤	
	胃经	气舍	颈丛的锁骨上神经前支，舌下神经分支	咳嗽、气逆、喘息、呃逆、附加咽喉肿痛、颈项强痛、瘰疬瘿气	

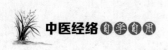

续表

分区	经脉	腧穴	腧穴旁神经	腧穴主治功能	主治功能
颈项区 同上	胃经	缺盆	颈丛的锁骨上神经中支,臂丛神经的上支	胸中热满、咳嗽、气喘、咽喉肿痛、肩痛引项、上肢麻木、臂不能举、瘰疬	②颈项区 同上
	三焦经	天牖	颈丛的枕小神经本干,副神经	头痛、项强、面肿、头昏、目眩、鼻衄、耳鸣、突发性耳聋、瘰疬	
头盖区	胆经	风池	颈丛的枕小神经分支	头痛、项强、眩晕、热病、感冒、目赤肿痛、迎风流泪、视物不清、鼻塞、鼻渊、鼻衄、耳鸣、耳聋、中风、口眼㖞斜、失眠、健忘、癫痫、瘿气	③头盖区 主治功能: 头痛,头晕, 目眩,目痛, 鼻塞。 涉及器官: 头颅、眼、 鼻。 主调生理功能:感觉器之眼、呼吸系统上段、神经系统
	督脉	风府	颈神经后支的第3枕神经支及枕大神经支	头痛、项强、眩晕、中风、不语、半身不遂、喉痹、失音、癫狂、癫痫	
	膀胱经	天柱	颈神经后支的枕大神经干	头痛、项背强痛、眩晕、视物不清、目齿肿痛、鼻塞、鼻衄、咽喉痛、癫痫	
	督脉	哑门	颈神经后支的枕大神经支及第3枕神经支	暴喑、中风、舌强不语、项强、后头痛、癫狂	
	膀胱经	通天	颈神经后支枕大神经	头痛、头重、眩晕、鼻塞、鼻衄、鼻渊	
	胆经	承灵	颈神经后支枕大神经	头痛、眩晕、目痛、鼻塞、鼻渊、鼻衄	
	膀胱经	络却	颈神经后支枕大神经分支	头痛、眩晕、耳鸣、目视不明、鼻塞、口眼㖞斜、项强、癫狂、癫痫	
	膀胱经	玉枕	颈神经后支枕大神经分支	头痛、眩晕、目痛、恶风、鼻塞、视物不清、呕吐	
	胆经	脑空	颈神经后支枕大神经分支	头痛、眩晕、项强、目痛、耳鸣、痫证	
	督脉	脑户	颈神经后支枕大神经分支	头痛、目眩、视物不清、颈项强痛、暴喑、癫痫	
	督脉	强间	颈神经后支枕大神经分支	头痛、目眩、颈项强痛、暴喑、失眠、癫痫	

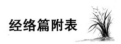

分区	经脉	腧穴	腧穴旁神经	腧穴主治功能	主治功能
头盖区	督脉	后顶	颈神经后支枕大神经分支	头痛、目眩、颈项强痛、暴喑、癫狂、癫痫、失眠	③头盖区主治功能：头痛，头晕，目眩，目痛，鼻塞。涉及器官：头颅、眼、鼻。主调生理功能:感觉器之眼、呼吸系统上段、神经系统
	胃经	头维	三叉神经的耳颞神经，面神经颞支	头痛、目眩、目痛、迎风流泪、眼睑瞤动、视物不明	
	督脉	神庭	三叉神经眼神经的额神经分支	癫痫、失眠、头痛、眩晕、鼻渊、鼻衄、目赤肿痛、迎风流泪、目翳	
	督脉	囟会	三叉神经眼神经的额神经分支	头痛、头晕、目赤肿痛、鼻渊、鼻衄、癫痫	
	督脉	上星	三叉神经眼神经的额神经分支	头痛、目眩、目赤肿痛、迎风流泪、鼻渊、鼻衄、疟疾、癫痫	
	督脉	百会	三叉神经眼神经的额神经分支，颈神经后支枕大神经	头痛、眩晕、中风、失语、鼻塞、耳鸣、失眠、健忘、癫狂、脱肛、阴挺、久泻、久痢	
	督脉	前顶	三叉神经眼神经的额神经分支，颈神经后支枕大神经	头顶痛、头晕、目眩、鼻渊、鼻塞、癫痫	
	胆经	头临泣	三叉神经眼神经的额神经内、外侧支	头痛、目眩、目赤肿痛、迎风流泪、鼻塞、鼻渊、耳鸣	
	胆经	目窗	三叉神经眼神经的额神经内、外侧支	头痛、目眩、目赤肿痛、视物不清、鼻塞、面部浮肿	
	胆经	正营	三叉神经眼神经的额神经，颈神经后支枕大神经	头晕、目眩、头痛、齿痛、唇吻强急	
	胆经	本神	三叉神经眼神经的额神经外侧支	头痛、目眩、视物不清、口眼㖞斜、癫痫	
	膀胱经	眉冲	三叉神经眼神经的额神经内侧支	头痛、眩晕、目赤、目视不明、鼻塞、癫痫	

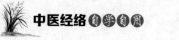

分区	经脉	腧穴	腧穴旁神经	腧穴主治功能	主治功能
头盖区	膀胱经	曲差	三叉神经眼神经的额神经外侧支	头痛、头晕、目视不明、目痛、鼻塞、鼻衄	③头盖区同上
	膀胱经	五处	三叉神经眼神经的额神经外侧支	头痛、目眩、目视不明、癫痫	
	膀胱经	承光	三叉神经眼神经的额神经外侧支、颈神经后支枕大神经	头痛、目眩、呕吐、心烦、目视不明、鼻塞、多涕、癫痫	
脸面区	胆经	阳白	三叉神经眼神经的额神经外侧支	前额痛、眩晕、目痛、眼睑瞤动、眼睑下垂、面瘫	④脸面区主治功能：口眼㖞斜，眼睑瞤动，视物不清，鼻塞鼻衄，唇齿痛，唇颊肿痛，面痛，面瘫，癫痫。涉及器官：眼、鼻、口、唇、牙、面部肌、面部皮肤。主调生理功能：感觉器之眼、呼吸系统上段、消化系统之口腔、神经系统
	膀胱经	攒竹	三叉神经眼神经的额神经内侧支	前头痛、眉棱骨痛、目赤肿痛、目眩、目视不明、迎风流泪、近视、眼睑瞤动、眼睑下垂、面瘫	
	三焦经	丝竹空	面神经颞眶支，三叉神经的耳颞神经分支	头痛、目眩、目赤肿痛、眼睑瞤动、面瘫、癫痫	
	膀胱经	睛明	三叉神经眼神经的滑车上、下神经	目赤肿痛、迎风流泪、胬肉攀睛、目翳、目视不明、近视、夜盲、色盲、目偏视、鼻塞、头痛、腰痛	
	大肠经	迎香	面神经，三叉神经的眶下神经	鼻塞、流涕、鼻衄、鼻渊、口㖞、唇肿、面痒、面肿	
	小肠经	颧髎	面神经，三叉神经的眶下神经	口眼㖞斜、眼睑瞤动、齿痛、颊肿、目赤、唇痛	
	任脉	承浆	面神经，三叉神经的下颌神经的颏神经分支	面瘫、口㖞、面肿、流涎、齿痛、龈肿、消渴、嗜饮、癫狂	
	督脉	水沟	面神经颊支，三叉神经的上颌神经眶下神经分支	癫狂、癫痫、昏迷、晕厥、牙关紧闭、口眼㖞斜、面肿、中风、失语、腰脊强痛、闪挫腰痛	

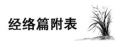

续表

分区	经脉	腧穴	腧穴旁神经	腧穴主治功能	主治功能
脸面区	督脉	兑端	面神经颊支,三叉神经的上颌神经眶下神经支	癫狂、癫痫、口㖞唇动、齿龈肿痛、鼻衄、鼻中息肉	④脸面区 主治功能: 口眼㖞斜,眼睑瞤动,视物不清,鼻塞鼻衄,唇齿痛,唇颊肿痛,面痛,面瘫,癫痫。 涉及器官:眼、鼻、口唇、牙、面部肌、面部皮肤。 主调生理功能:感觉器之眼、呼吸系统上段、消化系统之口腔、神经系统
	胃经	四白	面神经颧支,三叉神经的眶下神经	目赤痛、目翳、迎风流泪、眼睑瞤动、头痛、面肌痉挛、口眼㖞斜	
	胃经	大迎	面神经下颌支,三叉神经的颊神经	齿痛、颊肿、口㖞、牙关紧闭、面肿、面痛、唇吻强急	
	胆经	瞳子髎	三叉神经的颧神经,面神经颧额支	头痛、目赤肿痛、目翳、迎风流泪、视力减退、视物不明、白内障、面瘫	
	督脉	龈交	三叉神经的上颌神经分支	癫狂、齿龈肿痛、口㖞、口噤、唇吻强急、扭闪腰痛	
	大肠经	口禾髎	三叉神经的上颌神经眶下神经	鼻塞、流涕、鼻衄、鼻渊、口㖞、口噤不开、面痒	
	胃经	承泣	三叉神经的上颌神经眶下神经,动眼神经肌支,面神经颧支	目赤肿痛、迎风流泪、眼睑瞤动、视物不清、夜盲、色盲、头痛、眩晕、口眼㖞斜	
	胃经	巨髎	三叉神经的上颌神经眶下神经,面神经颊支	口眼㖞斜、眼睑瞤动、鼻塞、鼻衄、面痛、齿痛、唇颊肿痛	
	胃经	地仓	三叉神经的上颌神经眶下神经,面神经颊支深层为三叉神经的颊神经	口眼㖞斜、齿痛、颊肿、流涎、唇面麻木、面肌痉挛、眼睑瞤动	
	胃经	颊车	三叉神经的咬肌神经,面神经下颌支,颈丛的耳大神经	口眼㖞斜、齿痛、颊肿、面痛、口噤、牙关紧闭、面肌痉挛、疠腮	
	督脉	素髎	三叉神经眼神经的鼻睫神经的筛前神经鼻支	鼻塞、鼻衄、鼻疮、酒渣鼻、新生儿窒息、惊厥、昏迷	

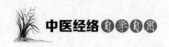

附表11　上肢神经损伤或受影响后的症状

神经名称		连节脊髓位置	分布(感受器、效应器)	损伤或受影响后的症状
上肢臂丛	正中神经	$C_6 \sim T_1$	前臂和腕部正中神经支配的肌肉，手掌感觉	鱼际肌萎缩，手掌平坦，也称"猿掌"；拇指、食指、中指掌面感觉障碍
	尺神经	C_8、T_1	尺神经支配的肌肉及相应关节，手背、手掌感觉	屈腕力减弱；环指和小指远节指骨间关节不能屈曲；小鱼际萎缩，拇指不能内收；骨间肌萎缩，各指不能互相靠拢，各掌指关节过伸，出现"爪形手"；手背和手掌内侧缘皮肤感觉丧失
	桡神经	$C_5 \sim T_1$	桡神经支配的肌肉，手背感觉	前臂伸肌瘫痪，表现为抬前臂时呈"垂腕"状；伸腕力弱，不能伸指

附表12　上肢部腧穴主治功能分区

区段	经脉	腧穴	腧穴旁神经	腧穴主治功能	主治功能
肩胛段前区	肺经	中府	颈丛锁骨上神经中间支，第一肋间神经外侧皮支	咳嗽、气喘、胸闷、胸痛、咳吐脓血、面浮水肿、腹胀、肩背疼痛	①心肺区主治:心痛、心悸、胸痛、胸闷、咳嗽、气喘、咽喉肿痛。涉及脏器:心、肺、气管、喉。主调生理系统:循环系统、呼吸系统、神经系统
	肺经	云门	颈丛锁骨上神经中后间支，胸神经前支	咳嗽、气喘、胸中烦满、热痛、肩臂痛	
	心经	极泉	臂丛尺神经，臂丛正中神经，臂丛前臂内侧皮神经	心痛、胁肋胀痛、咽干、烦渴、瘰疬、肩臂疼痛、上肢不遂	
	胃经	气户	颈丛锁骨上神经，胸神经前支	咳嗽、气喘、胸胁胀满、呃逆、胸背痛、胁肋痛	
	肾经	俞府	颈丛锁骨上神经	胸胁胀痛、咳嗽、痰多、气喘、呕吐、不思饮食	

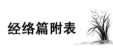

区段	经脉	腧穴	腧穴旁神经	腧穴主治功能	主治功能
臂段内侧区	肺经	天府	臂丛腋神经的臂外侧上皮神经,臂丛肌皮神经	咳嗽、气喘、咳血、鼻衄、上臂内侧疼痛	①心肺区 主治:心痛、心悸、胸痛、胸胀、咳嗽气喘、咽喉肿痛。 涉及脏器:心、肺、气管、喉。 主调生理系统: 循环系统、呼吸系统、神经系统
	肺经	侠白	臂丛腋神经的臂外侧上皮神经,臂丛肌皮神经	咳嗽、气短、干呕、烦满、上臂内侧疼痛	
	肺经	尺泽	臂丛肌皮神经的前臂外侧皮神经,桡神经本干	咳嗽、气喘、胸痛、胸胀满、咽喉肿痛、口干、潮热、咳血、小儿惊风、腹痛吐泻、肘臂挛痛、上肢瘫痪	
	肺经	孔最	臂丛肌皮神经的前臂外侧皮神经,桡神经浅支	咳嗽、气喘、咳血、胸痛、咽喉肿痛、失音、热病无汗、头痛、痔疾、肘臂挛痛	
	肺经	列缺	臂丛肌皮神经的前臂外侧皮神经和桡神经浅支的混合支	外感伤风、咳嗽、气喘、咽喉肿痛、头痛项强、口眼㖞斜、齿痛、遗尿、小便热、尿血、阴茎痛、掌中热、上肢不遂、手腕无力或疼痛	
	肺经	经渠	臂丛肌皮神经的前臂外侧皮神经和桡神经浅支的混合支	咳嗽、气喘、胸闷、胸痛、咽喉肿痛、手腕痛、掌中热	
	心经	青灵	臂丛前臂内侧皮神经,臂丛臂内侧皮神经,臂丛尺神经	胸胁痛、肩臂痛、头痛、目黄	
	心经	少海	臂丛前臂内侧皮神经,深层有臂丛正中神经	心痛、胸闷、痛证、癫狂、善忘、善笑、暴喑、手臂挛痛、麻木手颤、腋胁痛、瘰疬	
	心经	灵道	臂丛前臂内侧皮神经,尺侧为臂丛尺神经	胸闷、心痛、心悸、暴喑、舌强不语、头昏、目眩、肘臂挛痛	
	心经	通里	臂丛前臂内侧皮神经,尺侧为臂丛尺神经	暴喑、舌强不语、咽喉肿痛、心痛、心烦、心悸、怔忡、失眠、头痛、头晕、目眩、腕臂疼痛	
	心经	阴郄	臂丛前臂内侧皮神经,尺侧为臂丛尺神经	心痛、惊恐、心悸、吐血、衄血、暴喑、喉痹、骨蒸盗汗、头痛眩晕	

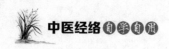
续表

区段	经脉	腧穴	腧穴旁神经	腧穴主治功能	主治功能
臂段内侧区	心包经	天泉	臂丛臂内侧皮神经,臂丛肌皮神经	心痛、心悸、胸胁胀痛、咳嗽、上臂挛痛	①心肺区 主治:心痛、心悸、胸痛、胸胀、咳嗽气喘、咽喉肿痛。 涉及脏器:心、肺、气管、喉。 主调生理系统:循环系统、呼吸系统、神经系统
	心包经	曲泽	臂丛正中神经本干	热病、中暑、烦渴、善惊、心悸、心痛、胸部胀满、咳喘、急性胃痛、呕吐、泄泻、肘臂挛痛	
	心包经	郄门	臂丛前臂内侧皮神经,臂丛正中神经,深层为臂丛正中神经的骨间前神经	心痛、心悸、胸胀烦闷、癫痫、衄血、呕血、咳血、疔疮、前臂疼痛	
	心包经	间使	臂丛前臂内侧皮神经,臂丛正中神经,深层为臂丛正中神经的骨间前神经	心痛、心悸、烦躁、癫狂、痫证、热病、疟疾、胃痛、臂痛	
	心包经	内关	臂丛前臂内侧皮神经,臂丛正中神经,深层为臂丛正中神经的骨间前神经	心痛、心悸、胸闷、胸痛、虚脱晕厥、中暑、中风、癫痫、郁证、胃痛、呕吐、呃逆、失眠、眩晕、头痛、肘臂痛	
臂段外侧区	大肠经	偏历	臂丛肌皮神经的前臂外侧皮神经,臂丛桡神经浅支	齿痛、咽肿、鼻衄、耳鸣、口眼喎斜、小便不利、水肿、腕臂痛	②头面区 主治:头痛、眩晕、耳鸣、耳聋、目痛、齿痛、上肢痹痛。 涉及脏器:头颅、耳、眼、口腔、上肢感受器。 主调生理系统:感觉器之耳、眼,运动系统之肌肉、神经系统
	大肠经	温溜	臂丛桡神经的前臂背侧皮神经,臂丛桡神经深支	头痛、面肿、咽喉肿痛、齿痛、舌肿、鼻衄、腹胀、肠鸣、腹痛、癫狂、癫痫、项强、肩臂酸痛	
	大肠经	下廉	臂丛桡神经的前臂背侧皮神经,臂丛桡神经深支	头痛、眩晕、目痛、肘臂痛、腹胀、腹痛、乳痈	
	大肠经	上廉	臂丛桡神经的前臂背侧皮神经,臂丛桡神经深支	头痛、眩晕、面瘫、肩臂酸痛、麻木、瘫痪、腹痛、肠鸣、泄泻	
	大肠经	手三里	臂丛桡神经的前臂背侧皮神经,臂丛桡神经深支	肘臂肿胀、疼痛麻木、冰冷、瘫痪、齿痛、颊肿、失音、瘰疬、腹胀、腹痛、泄泻	

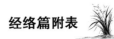

续表

区段	经脉	腧穴	腧穴旁神经	腧穴主治功能	主治功能
臂段外侧区	大肠经	曲池	臂丛桡神经的前臂背侧皮神经,深层为臂丛桡神经本干	外感、热病、咽喉肿痛、咳嗽、气喘、头痛、齿痛、目赤肿痛、腹痛、吐泻、痢疾、肠痈、乳痈、便秘、瘰疬、瘾疹、疔疮、丹毒、心中烦满、善惊、头痛、头晕、癫狂、抽搐、手臂肿痛、上肢不遂或酸痛无力冰冷麻木	②头面区主治:头痛、眩晕、耳鸣、耳聋、目痛、齿痛、上肢痹痛。涉及脏器:头颅、耳、眼、口腔、上肢感受器。主调生理系统:感觉器之耳、眼、运动系统之肌肉、神经系统
	大肠经	肘髎	臂丛桡神经的前臂背侧皮神经,深层为臂丛桡神经本干	肘臂疼痛、拘挛麻木、上肢不遂	
	大肠经	手五里	臂丛桡神经的前臂背侧皮神经,深层为臂丛桡神经本干	肘臂疼痛、上肢麻木、瘫痪、瘰疬、咳嗽、吐血	
	大肠经	臂臑	臂丛桡神经的前臂背侧皮神经,深层为臂丛桡神经木干	颈项拘急、肩臂疼痛、瘰疬、目疾	
	小肠经	养老	臂丛桡神经的前臂背侧皮神经与臂丛尺神经手背支的混合支	目视不明、耳闭不闻、肩臂疼痛、项背强痛、腰痛	
	小肠经	支正	臂丛前臂内侧皮神经分支,深层有桡神经深支骨间背侧神经	头痛、目眩、热病、消渴、癫狂、善笑、善忘、项强、肘挛、手指疼痛	
	小肠经	小海	臂丛前臂内侧皮神经,臂丛尺神经本干	头痛、眩晕、耳鸣、耳聋、齿痛、颊肿、癫狂、癫痫、颈项强痛、肘臂疼痛	
	三焦经	外关	臂丛桡神经的前臂背侧皮神经和骨间背侧神经	热病、头痛、目赤肿痛、鼻衄、齿痛、颊肿、耳鸣、耳聋、瘰疬、胁肋痛、上肢痹痛、瘫痪、手颤	
	三焦经	支沟	臂丛桡神经的前臂背侧皮神经和骨间背侧神经	热病、耳鸣、耳聋、暴喑、目赤肿痛、鼻衄、瘰疬、胁肋痛、呕吐、便秘、肩背和上肢酸痛	

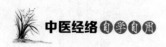
续表

区段	经脉	腧穴	腧穴旁神经	腧穴主治功能	主治功能
臂段外侧区	三焦经	会宗	臂丛桡神经的前臂背侧皮神经,深层有臂丛桡神经的骨间背侧神经和臂丛正中神经的骨间掌侧神经	头痛、耳鸣、耳聋、痫证、上肢痹痛	②头面区主治:头痛、眩晕、耳鸣、耳聋、目痛、齿痛、上肢痹痛。涉及脏器:头颅、耳、眼、口腔、上肢感受器。主调生理系统:感觉器之耳、眼、运动系统之肌肉、神经系统
	三焦经	三阳络	臂丛桡神经的前臂背侧皮神经,深层有臂丛桡神经的骨间背侧神经和臂丛正中神经的骨间掌侧神经	耳聋、暴喑、齿痛、手臂痛	
	三焦经	四渎	臂丛桡神经的前臂背侧皮神经,深层有臂丛桡神经的骨间背侧神经和臂丛正中神经的骨间掌侧神经	耳聋、暴喑、齿痛、咽喉肿痛、上肢痹痛	
	三焦经	天井	臂丛桡神经的臂背侧皮神经和桡神经肌支	偏头痛、耳聋、瘰疬、癫痫、胸胁痛、颈项肩臂、上肢痛	
	三焦经	清冷渊	臂丛桡神经的臂背侧皮神经和桡神经肌支	头痛、目赤痛、目黄、项强、上肢痹痛	
	三焦经	消泺	臂丛桡神经的臂背侧皮神经和桡神经	头痛、齿痛、颈项强痛、肩臂痛、上肢痿痹	

续表

区段	经脉	腧穴	腧穴旁神经	腧穴主治功能	主治功能
肩胛段后区	大肠经	肩髃	颈丛锁骨上神经后支,臂丛腋神经	肩背酸痛、手臂挛急、上肢瘫痪、风热、瘾疹、瘰疬、瘿气	③肩背区主治:肩背(胛)酸痛、手臂麻木、上肢痹痛、颈项强痛。涉及脏器:颈丛神经支配的颈肌、臂丛桡神经和腋神经和肩胛上神经支配的肌肉、手臂感受器。主调生理系统:运动系统之肌肉、神经系统
	大肠经	巨骨	颈丛锁骨上神经后支,脑神经的副神经分支,深层有臂丛桡神经的肩胛上神经	肩背上臂沉重酸痛、屈伸抬举不利、瘰疬瘿气	
	小肠经	肩贞	臂丛后束腋神经分支,深层为臂丛桡神经	肩胛痛、手臂麻木、疼痛、上肢不举、缺盆中痛瘰疬	
	小肠经	臑俞	臂丛后束腋神经的臂外侧上皮神经,深层为臂丛肩胛上神经	肩胛酸痛、臂痛不举、瘰疬	
	小肠经	天宗	臂丛肩胛上神经	肩胛疼痛、肘臂外后侧痛、胸胁胀痛、咳嗽气喘、乳痛、乳癖	
	小肠经	秉风	颈丛锁骨上神经,脑神经的副神经,深层为臂丛肩胛上神经	肩胛酸痛、颈项强痛、肩臂痛、不可举、上肢麻木	
	小肠经	曲垣	第2胸神经后支外侧皮支,脑神经的副神经,深层为颈丛肩胛上神经	肩胛疼痛、拘挛、颈项强痛、活动受限	
	小肠经	肩外俞	第1、2胸神经后支内侧支,臂丛肩胛背神经,脑神经的副神经	肩背酸痛、肘臂冷痛、颈项强痛	
	小肠经	肩中俞	第1、2胸神经后支内侧支,臂丛肩胛背神经,脑神经的副神经	发热、咳嗽、哮喘、肩背疼痛、颈项强痛	
	三焦经	臑会	臂丛桡神经的臂背侧皮神经,深层为桡神经肌支	瘿气、瘰疬、上肢痹痛	

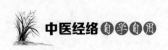

续表

区段	经脉	腧穴	腧穴旁神经	腧穴主治功能	主治功能
肩胛段后区	三焦经	肩髎	臂丛腋神经的肌支	肩臂挛痛不遂	③肩背区同上
	三焦经	天髎	第1胸神经后支皮支,脑神经的副神经,深层为臂丛肩胛上神经肌支	肩臂疼痛、颈项强痛、胸中烦满	
	胆经	肩井	颈丛锁骨上神经外侧支,脑神经的副神经,颈丛肩胛上神经	头项强痛、落枕、肩背痛、手臂不举、中风偏瘫、咳逆、滞产、乳痈、乳癖、乳汁不下、瘰疬、疔疮	
手掌段	肺经	太渊	臂丛肌皮神经的前臂外侧皮神经和桡神经浅支的混合支	咽干、咽痛、心痛、心悸、无脉症、手腕疼痛、无力	④混合区兼具心肺区、头面区和肩背区的主治功能、涉及脏器、主调生理系统
	肺经	鱼际	臂丛肌皮神经的前臂外侧皮神经和桡神经浅支的混合支,深层有臂丛的正中神经分支	咳嗽、气喘、咳血、胸痛、发热、咽痛、失音、肘臂手指挛痛麻木、瘫痪	
	肺经	少商	臂丛肌皮神经的前臂外侧皮神经和桡神经浅支的混合支,臂丛正中神经的指掌侧固有神经	咽喉肿痛、咳嗽、气喘、鼻衄、失音、发热、中暑、呕吐、心下满、中风、昏迷、癫狂、小儿惊风、手指麻木	
	大肠经	商阳	臂丛正中神经的指掌侧固有神经,臂丛桡神经的指背神经	咽喉肿痛、齿痛、腮肿、目赤、耳鸣、耳聋、热病、汗不出、胸中热满、咳喘、晕厥、中风、昏迷、手指麻木	
	大肠经	二间	臂丛桡神经浅支	身热、头痛、咽喉肿痛、齿痛、腮肿、目痛、鼻衄、口眼㖞斜、手指肿痛、麻木、屈伸不利	
	大肠经	三间	臂丛桡神经浅支	身热、头痛、咽喉肿痛、口干、齿痛、目痛、鼻衄、胸闷、气喘、腹胀、肠鸣、泄泻、痢疾、肩臂疼痛、上肢瘫痪、手指手背肿痛、手指屈伸不利	

88

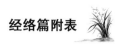

续表

区段	经脉	腧穴	腧穴旁神经	腧穴主治功能	主治功能
手掌段	大肠经	合谷	臂丛桡神经的掌背侧神经,深部有臂丛正中神经的指掌侧固有神经	身热、头痛、眩晕、目赤肿痛、鼻衄、鼻渊、咽喉肿痛、齿痛、面肿、耳聋、失音、牙关紧、闭口眼㖞斜、痄腮、发热、恶寒、咳嗽、无汗或多汗、疟疾、脘腹疼痛、呕吐、便秘、痢疾、小儿惊风、抽搐、癫痫、痛经、闭经、滞产、瘾疹、皮肤瘙痒、疔疮、丹毒、肩臂疼痛、手指肿痛麻木、半身不遂	④混合区兼具心肺区、头面区和肩背区的主治功能、涉及脏器、主调生理系统
	大肠经	阳溪	臂丛桡神经浅支,臂丛肌皮神经的前臂外侧和手背侧皮神经	头痛、咽喉肿痛、齿痛、耳鸣、耳聋、目赤肿痛、热病、心烦、癫狂、腕臂酸痛	
	心经	神门	臂丛前臂内侧皮神经,尺侧为臂丛尺神经	心痛、心烦、心悸、怔忡、失眠、健忘、痴呆、癫狂、癫痫、失音、喉痹、掌中热、吐血、衄血、头痛、眩晕	
	心经	少府	臂丛正中神经的第4掌侧总神经	心悸、胸痛、善惊、心胸烦热、面赤、口渴、小便黄赤不利淋漓而遗、阴痒、阴痛、手小指拘挛、掌中热	
	心经	少冲	臂丛正中神经的指掌侧固有神经	胸闷、心烦、心痛、心悸、癫狂、热病、惊厥、中风、昏迷、目赤肿痛、掌中热、小指拘挛	
	小肠经	少泽	臂丛尺神经手背支和桡神经浅支共同构成的指背神经,臂丛正中神经的指掌侧固有神经	热病、昏迷、头痛、目翳、鼻衄、咽喉肿痛、耳鸣、耳聋、乳痛、乳汁少、颈项强急、肩臂后侧疼痛	
	小肠经	前谷	臂丛尺神经手背支和桡神经浅支共同构成的指背神经,臂丛正中神经的指掌侧固有神经	热病、汗不出、疟疾、头痛、目痛、耳鸣、颊肿、咽喉肿痛、癫狂、痫证、乳痛、乳少、肩胛痛	

89

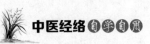

续表

区段	经脉	腧穴	腧穴旁神经	腧穴主治功能	主治功能
手掌段	小肠经	后溪	臂丛尺神经手背支	头项强痛、落枕、急性腰痛、癫狂、癫痫、热病、疟疾、盗汗、目赤、目眩、耳鸣、鼻衄、齿痛、咽喉肿痛、肩臂疼痛、手指拘挛	④混合区兼具心肺区、头面区和肩背区的主治功能、涉及器官、主调生理系统
	小肠经	腕骨	臂丛尺神经手背支	头痛、项强、耳鸣、耳聋、目翳、热病、汗不出、疟疾、消渴、肩背疼痛、肘腕疼痛、手指挛急	
	小肠经	阳谷	臂丛尺神经手背支	头痛、目眩、目赤肿痛、耳鸣、耳聋、齿痛、颊肿、癫狂、癫痫、腕臂痛	
	心包经	大陵	臂丛前臂内侧皮神经,臂丛正中神经掌皮支,深层为臂丛正中神经干	心痛、心悸、胸闷、胁痛、烦躁、失眠、癫狂、癫痫、胃痛、呕吐、疮疡、手腕挛痛、手指麻木	
	心包经	劳宫	臂丛正中神经的第2指掌侧总神经	心痛、中风、昏迷、癫狂、癫痫、小儿惊风、中暑、热病、烦躁、胃痛、呕吐、口疮、口臭、手掌多汗、鹅掌风、手指麻木	
	心包经	中冲	臂丛正中神经的指掌侧固有神经	中风、昏迷、中暑、晕厥、心痛、舌强、肿痛、小儿惊风、夜啼、掌中热	
	三焦经	关冲	臂丛尺神经的指掌侧固有神经	头痛、目赤、耳鸣、耳聋、咽喉肿痛、热病、晕厥、中暑、中风、昏迷	
	三焦经	液门	臂丛尺神经的指背神经	头痛、目赤肿痛、耳鸣、耳聋、咽肿、齿痛、热病、疟疾、手背肿痛、手臂挛痛	
	三焦经	中渚	臂丛尺神经的指背神经	热病、头痛、目眩、目赤肿痛、耳鸣、耳聋、咽喉肿痛、肩背肘臂疼痛、手指屈伸不利	
	三焦经	阳池	臂丛尺神经的指背神经,臂丛桡神经的前臂背侧皮神经末支	热病、目赤肿痛、耳鸣、耳聋、咽喉肿痛、疟疾、消渴、腕痛乏力、肘臂疼痛	

经络篇附表

附表 13 下肢神经损伤或受影响后的症状简表

<table>
<tr><th colspan="2">神经名称</th><th>连节脊髓
位置</th><th>分布(感受器、效应器)</th><th>损伤或受影响后的症状</th></tr>
<tr><td rowspan="3">下肢腰丛</td><td>股神经</td><td>$L_2 \sim L_4$</td><td>股神经支配的肌肉和膝关节,大腿前面和小腿内侧面皮肤感觉</td><td>屈髋无力;坐位时不能伸膝;行走困难;膝跳反射消失;大腿前面和小腿内侧面皮肤感觉障碍</td></tr>
</table>

<table>
<tr><td rowspan="2">下肢骶丛</td><td rowspan="2">坐骨神经</td><td>胫神经</td><td>L_4、L_5、
$S_1 \sim S_3$</td><td>胫神经支配的小腿后群肌和足底肌,足底皮肤感觉</td><td>小腿后群肌无力,足不能跖屈,难以足尖站立,内翻力弱;由于小腿前外侧群肌过度牵拉,使足呈背屈、外翻位,出现"钩状足"畸形;足底皮肤感觉障碍</td></tr>
<tr><td>腓总神经</td><td>L_4、L_5、
S_1、S_2</td><td>腓总神经支配的小腿前、外侧群肌和足背肌,小腿前外侧和足背皮肤感觉</td><td>足不能背屈,趾不能伸;足下垂且内翻,呈"马蹄"内翻畸形;小腿前外侧和足背感觉障碍</td></tr>
</table>

附表 14 下肢部腧穴主治功能分区

经脉	腧穴	腧穴旁主要神经	腧穴主治功能	主治功能
胃经	归来	腰丛分支髂腹下神经	腹痛、疝气、夜尿频、妇女阴冷肿痛、月经不调、闭经、不孕、白带、男子卵缩、阴茎痛、阳痿、遗精	同下页续表
	气冲	腰丛分支髂腹下神经	小腹少腹疼痛、疝气、小便淋沥、外阴肿痛、阴茎痛、阳痿、月经不调、阴挺、不孕	
	髀关	腰丛股外侧皮神经	腰膝冷痛、髋关节痛、下肢痿痹瘫痪	
	伏兔	腰丛股外侧皮神经、股前皮神经	腰膝冷痛、下肢痿痹瘫痪、疝气、腹胀、腹痛	

91

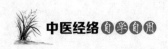

续表

经脉	腧穴	腧穴旁主要神经	腧穴主治功能	主治功能
胃经	阴市	腰丛股外侧皮神经、股前皮神经	腰膝冷痛、下肢痿痹、屈伸不利瘫痪、疝气、腹胀、腹痛	下肢部腧穴的主治功能无明显分区,除了可治疗离穴位较近的脚部疾患、下肢疾患、腰骶疾患等。其影响内脏的远治作用与相邻的躯干部③带,肠、肾、膀胱带相似。涉及脏器:脾、小肠、大肠、肾、膀胱、生殖器官等
	梁丘	腰丛股外侧皮神经、股前皮神经	胃痛、腹胀、乳房胀痛、乳痈、膝关节肿痛、屈伸不利、下肢痿痹	
	犊鼻	骶丛腓肠外侧皮神经、腓总神经关节支	膝关节肿痛、屈伸不利、下肢痿痹	
	足三里	腰丛股神经的隐神经皮支、骶丛腓肠外侧皮神经	脘腹胀满、腹痛、肠鸣、泄泻、痢疾、便秘、肠痈、下肢痿痹、瘫痪、胫前挛痛、脚弱无力	
	上巨虚	腰丛股神经的隐神经皮支、骶丛腓肠外侧皮神经	脘腹疼痛、下肢痿痹、瘫痪、足肿转筋、足胫麻木、肩痛肩凝	
	条口	腰丛股神经的隐神经皮支、骶丛腓肠外侧皮神经	小腹痛、泄泻、腰脊痛引睾丸、乳痈、下肢痿痹	
	下巨虚	骶丛坐骨神经的腓浅神经	头痛、眩晕、恶心、呕吐、咳嗽、气喘、痰多、胸闷、胸痛、咽喉肿痛、癫狂、癫痫、中风偏瘫、下肢痿痹、肢肿脚气	
	丰隆	骶丛坐骨神经的腓浅神经	胃热、谵语、善噫、腹胀、便秘、头痛、眩晕、面红目赤、眉棱骨痛、癫狂、下肢痿痹、脚腕肿痛	
	解溪	骶丛坐骨神经的腓浅神经的足背内侧皮神经	胃痛、腹胀、头痛、牙痛、面肿、口眼㖞斜、足跗肿痛、足痿无力、癫狂、癫痫	
	冲阳	骶丛坐骨神经的腓浅神经的足背内侧皮神经	腹痛、腹胀、泄泻、热病、目赤肿痛、水肿、面目浮肿、足背肿痛、足趾屈伸不利	
	陷谷	骶丛坐骨神经的腓浅神经的足背内侧皮神经的第2支分出的趾背神经	热病、齿痛、颊肿、咽喉肿痛、口㖞、鼻衄、胃痛、吐酸、泄泻、痢疾、便秘、足背肿痛	
	内庭	骶丛坐骨神经的腓浅神经的趾背神经	热病、齿痛、颊肿、咽喉肿痛、口㖞、鼻衄、胃痛、脘腹胀满、梦魇、癫狂	
	厉兑	腰丛股神经的隐神经皮支、骶丛腓肠外侧皮神经	脘腹胀满、腹痛、肠鸣、泄泻、痢疾、便秘、肠痈、下肢痿痹、瘫痪、胫前挛痛、脚弱无力	

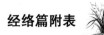

续表

经脉	腧穴	腧穴旁主要神经	腧穴主治功能	主治功能
脾经	隐白	骶丛坐骨神经的腓浅神经的趾背神经	腹痛、腹胀、泄泻、吐血、便血、尿血、月经过多、崩漏、心烦胸闷、胸痛、梦魇、癫狂、惊风、晕厥	下肢部腧穴的主治功能无明显分区,除了可治疗离穴位较近的脚部疾患、下肢疾患、腰骶疾患等。其影响内脏的远治作用与相邻的躯干部③带,肠、肾、膀胱带相似。涉及脏器:脾、小肠、大肠、肾、膀胱、生殖器官等
	大都	骶丛坐骨神经的胫神经的足底内侧神经的趾底固有神经	胃痛、腹痛、腹胀、水谷不化、泄泻、便秘、肢肿、心痛、心烦	
	太白	腰丛股神经的隐神经和骶丛坐骨神经的腓浅神经的吻合支	胃痛、呕吐、饥不欲食、饮食不化、腹胀、肠鸣、泄泻、痢疾、便秘、痔疾、肠下血、脚气、体重节痛	
	公孙	腰丛股神经的隐神经和骶丛坐骨神经的腓浅神经的吻合支	胃痛、呕吐、饮食不化、腹胀、肠鸣、泄泻、痢疾、肠风下血、水肿、腹水、心烦、胸闷、心痛、失眠、发狂、妄言、气上冲胸、足跗肿痛、足底麻木	
	商丘	腰丛股神经的隐神经,骶丛坐骨神经的腓浅神经分支	腹胀、肠鸣、泄泻、便秘、饮食不化、黄疸、癫狂、小儿癫痫、咳嗽、足踝肿痛、腓肠肌痉挛	
	三阴交	腰丛股神经的隐神经的小腿内侧皮神经	脘腹胀满疼痛、饮食不化、泄泻、月经不调、崩漏、赤白带下、阴挺、痛经、闭经、不孕、难产、胞衣不下、产后血晕、恶露不尽、遗精、阳痿、早泄、阴茎痛、疝气、水肿、小便不利、遗尿、下肢痿痹、瘫痪、脚气、失眠、头昏、头痛、湿疹、瘾疹、皮肤瘙痒	
	漏谷	腰丛股神经的隐神经的小腿内侧皮神经	腹胀、腹痛、肠鸣、泄泻、带下、遗精、小便不利、腰膝厥冷、下肢痿痹	
	地机	腰丛股神经的隐神经的小腿内侧皮神经	腹胀、腹痛、食欲不振、泄泻、痢疾、小便不利、水肿;妇女癥瘕、痛经、月经不调;男子精少、遗精;腰痛不可俯仰、下肢痿痹	

93

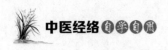
续表

经脉	腧穴	腧穴旁主要神经	腧穴主治功能	主治功能
脾经	阴陵泉	腰丛股神经的隐神经的小腿内侧皮神经本干	腹胀、泄泻、小便不利、水肿、黄疸；妇女阴痛、月经不调、赤白带下；男子阴茎痛、遗精；腰痛、足膝肿痛	下肢部腧穴的主治功能无明显分区，除了可治疗离穴位较近的脚部疾患、下肢疾患、腰骶疾患等。其影响内脏的远治作用与相邻的躯干部③带，肠、肾、膀胱带相似。涉及脏器：脾、小肠、大肠、肾、膀胱、生殖器官等
	血海	腰丛股前皮神经及股神经支	月经不调、痛经、闭经、崩漏、带下、衄血、便血、瘾疹、湿疹、荨麻疹、皮肤瘙痒、丹毒、阴部瘙痒、小便淋沥、股内侧及膝部痛	
	箕门	腰丛股前皮神经	小便不利、遗尿、五淋、腹股沟肿痛、阴囊湿疹、股内侧疼痛	
	冲门	腰丛髂腹股沟神经肌支	腹痛、疝气、小便不利、癃闭、痔痛、腹股沟肿痛、崩漏带下	
	府舍	腰丛髂腹下神经本干	腹痛、疝气、腹满、积聚痞块、吐泻、便秘	
膀胱经一侧线	三焦俞	第1、第2腰神经后支外侧皮神经（又称臀上皮神经）	胃脘痛、呕吐、腹胀、肠鸣、完谷不化、泄泻、身热、黄疸、小便不利、水肿、遗尿、癃闭、鼓胀、胸胁痛、腰脊疼痛	
	肾俞	第2、第3腰神经后支外侧皮神经（又称臀上皮神经）	腰膝酸软、腰脊强痛、遗精、阳痿、早泄、消渴、遗尿、小便不利、水肿、泄泻、月经不调、白带、头昏、目眩、眼花、耳聋、耳鸣、虚喘	
	气海俞	第3、第4腰神经后支外侧皮神经（又称臀上皮神经）	腰背酸痛、下肢痿痹、月经不调、痛经、崩漏、痔漏	
	大肠俞	第4、第5腰神经后支外侧皮神经	腹痛、腹胀、肠鸣、泄泻、痢疾、便秘、肠痈、痔漏、腰背酸痛、下肢不利、痿软	
	关元俞	第5腰神经后支的肌支	腰骶痛、小便不利、小便频数、遗尿、消渴、腹痛、泄泻、便秘、遗精、痛经、月经不调、下肢痿痹	
	小肠俞	第1骶神经后支外侧皮支（又称臀中皮神经），第5腰神经后支	小腹胀痛、泄泻、痢疾、疝气、遗尿、尿血、遗精、赤白带下、腰腿疼痛	

续表

经脉	腧穴	腧穴旁主要神经	腧穴主治功能	主治功能
膀胱经一侧线	膀胱俞	第1、2骶神经后支外侧皮支(又称臀中皮神经)	小便不利、小便频数、赤淋浊涩热痛、遗尿、阴部湿痒、赤白带下、遗精、阳痿、腹痛、泄泻、便秘、腰骶痛、下肢痿痹	下肢部腧穴的主治功能无明显分区,除了可治疗离穴位较近的脚部疾患、下肢疾患、腰骶疾患等。其影响内脏的远治作用与相邻的躯干部③带,肠、肾、膀胱带相似。涉及脏器:脾、小肠、大肠、肾、膀胱、生殖器官等
	中膂俞	第3骶神经后支外侧皮支(又称臀中皮神经),第5腰神经后支	腹胀痛、泄泻、痢疾、疝气、消渴、腰脊强痛	
	白环俞	第4骶神经后支外侧皮支(又称臀下皮神经)	月经不调、赤白带下、崩漏、痛经、疝气、遗精、小便不利、遗尿、腰骶疼痛	
	上髎	第1骶神经后支外侧皮支(又称臀中皮神经)	腰骶疼痛、阳痿、遗精、大小便不利、月经不调、赤白带下、不孕、阴挺、下肢痿痹	
	次髎	第2骶神经后支外侧皮支(又称臀中皮神经)	腰骶疼痛、遗精、疝气、月经不调、痛经、赤白带下、不孕、阴挺、小便不利、遗尿、下肢痿痹	
	中髎	第3骶神经后支外侧皮支(又称臀中皮神经)	腰骶疼痛、月经不调、赤白带下、小便不利、便秘、下肢痿痹	
	下髎	第4骶神经后支外侧皮支(又称臀下皮神经)	腰骶疼痛、下肢痿痹、月经不调、痛经、赤白带下、小便不利、小腹痛、疝气便秘	
	会阳	尾神经	遗精、阳痿、带下、淋病、阴部湿痒、泄泻、痢疾、便秘、痔疮	
	承扶	骶丛分支股后皮神经	腰脊尾骶臀股部疼痛、下肢痿痹、阴痛、痔疮、大小便不利	
	殷门	骶丛分支股后皮神经	腰脊强痛不可俯仰、股后肿痛、下肢痿痹	
	浮郄	骶丛分支股后皮神经	臀股麻木、腘筋挛急、转筋、尿赤、尿闭、腹泻、便秘	

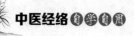

续表

经脉	腧穴	腧穴旁主要神经	腧穴主治功能	主治功能
膀胱经一侧线	委阳	骶丛分支股后皮神经	腹满、小便不利、癃闭、遗尿、水肿、腰脊强痛、下肢挛痛	下肢部腧穴的主治功能无明显分区，除了可治疗离穴位较近的脚部疾患、下肢疾患、腰骶疾患等。其影响内脏的远治作用与相邻的躯干部③带，肠、肾、膀胱带相似。涉及脏器：脾、小肠、大肠、肾、膀胱、生殖器官等
	委中	骶丛分支股后皮神经和坐骨神经后支胫神经	腰背疼痛、下肢痿痹、腘筋挛急、中风、半身不遂、中暑、腹痛、呕吐、腹泻、小便不利、遗尿、丹毒、疔疮、痈疡	
膀胱经二侧线	肓门	第12胸神经后支外侧支	腰痛、腹痛、胃脘痛、便秘、痞块、妇女乳疾	
	志室	第12胸神经后支外侧支	遗精、阳痿、早泄、阴部肿痛、小便不利、淋浊、水肿、腰脊痛	
	胞肓	腰神经后支外侧皮神经（又称臀上皮神经）	腹胀、肠鸣、小便不利、癃闭、阴肿、腰脊痛	
	秩边	骶丛分支臀下神经、股后皮神经，外侧为骶丛分支坐骨神经	腰骶疼痛、下肢痿痹、大小便不利、阴痛、阴肿、痔疮	
	合阳	腰丛股神经的隐神经的腓肠内侧皮神经	腰脊强痛、下肢痿痹、小腿转筋、崩漏、带下、疝气	
	承筋	腰丛股神经的隐神经的腓肠内侧皮神经	腰背疼痛、霍乱、转筋、下肢疼痛麻木拘急、便秘、痔疮	
	承山	腰丛股神经的隐神经的腓肠内侧皮神经	腰背疼痛、小腿转筋、痔疮、便秘、腹痛、疝气	
	飞扬	骶丛坐骨神经的腓总神经的腓肠外侧皮神经	头痛、目眩、寒热鼻塞、鼻衄、腰背痛、腿软乏力、小腿转筋、痔疮	
	跗阳	骶丛坐骨神经的腓肠神经	头痛、头重、目眩、腰腿痛、下肢痿痹、外踝肿痛	
	昆仑	骶丛坐骨神经的腓肠神经	头痛、项强、目眩、鼻衄、疟疾、肩背拘急、腰痛、下肢痿痹、足跟肿痛、小儿痫证、难产、胞衣不下	

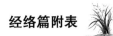

经脉	腧穴	腧穴旁主要神经	腧穴主治功能	主治功能
膀胱经二侧线	仆参	骶丛坐骨神经的腓肠神经跟骨外侧支	下肢痿痹、足跟疼痛、腿疼、转筋、膝肿、脚气、癫痫	下肢部腧穴的主治功能无明显分区，除了可治疗离穴位较近的脚部疾患、下肢疾患、腰骶疾患等。其影响内脏的远治作用与相邻的躯干部③带，肠、肾、膀胱带相似。涉及脏器：脾、小肠、大肠、肾、膀胱、生殖器官等
	申脉	骶丛坐骨神经的腓肠神经的足背外侧皮神经分支	头痛、眩晕、目赤肿痛、癫狂、痫证、失眠、项背强痛、腰腿酸痛、下肢麻木乏力	
	金门	骶丛坐骨神经的腓肠神经的足背外侧皮神经	头痛、癫痫、小儿惊风、腰痛、下肢痿痹、小腿转筋、外踝肿痛	
	京骨	骶丛坐骨神经的腓肠神经的足背外侧皮神经	头痛、寒热项强、目翳、鼻衄、癫痫、腰腿酸痛	
	束骨	骶丛坐骨神经的腓肠神经的足背外侧皮神经，坐骨神经的胫神经的足底外侧神经	头痛、目眩、目赤痛、耳聋、癫狂、项强、腰背痛、下肢后侧痛、足外侧痛	
	足通谷	骶丛坐骨神经的胫神经的足底外侧神经趾跖侧固有神经，坐骨神经的腓肠神经的足背外侧皮神经	头痛、项强、目眩、鼻衄、癫狂	
	至阴	骶丛坐骨神经的胫神经的足底外侧神经趾跖侧固有神经，坐骨神经的腓肠神经的足背外侧皮神经	头痛、鼻塞、鼻衄、目痛、胎位不正、难产、胞衣不下	
肾经	涌泉	骶丛坐骨神经的胫神经的足底内侧神经分支	头痛、头晕、晕厥、中暑、中风、昏迷、小儿惊风、失眠、心烦、咽痛、小便不利、大便难、足心热、下肢瘈疭、霍乱转筋	
	然谷	骶丛坐骨神经的腓神经的跗内侧神经，坐骨神经的胫神经的足底内侧神经	月经不调、带下、遗精、消渴、小便不利、泄泻、黄疸、胸胁胀痛、咯血、下肢痿痹、足跗痛	

续表

经脉	腧穴	腧穴旁主要神经	腧穴主治功能	主治功能
肾经	太溪	骶丛坐骨神经的胫神经的小腿内侧皮神经	头晕、目眩、咽喉、肿痛、齿痛、耳聋、耳鸣、胸痛、咳嗽、咯血、气喘、消渴、失眠、健忘、遗精、阳痿、月经不调、小便频数、腰脊痛、下肢痿痹、内踝肿痛、足跟痛	下肢部腧穴的主治功能无明显分区，除了可治疗离穴位较近的脚部疾患、下肢疾患、腰骶疾患等。其影响内脏的远治作用与相邻的躯干部③带，肠、肾、膀胱带相似。涉及脏器：脾、小肠、大肠、肾、膀胱、生殖器官等
	大钟	骶丛坐骨神经的胫神经的小腿内侧皮神经，胫神经的跟骨内侧神经	胸闷、气喘、咽痛、咯血、遗尿、小便淋漓、癃闭、大便难、月经不调、痴呆、嗜卧、足跟痛	
	水泉	骶丛坐骨神经的胫神经的小腿内侧皮神经，胫神经的跟骨内侧神经	月经不调、痛经、闭经、阴挺、小便不利、小腹痛、头昏眼花、足踝痛	
	照海	骶丛坐骨神经的胫神经的小腿内侧皮神经	月经不调、痛经、赤白带下、阴痒、小便不利、小便频数、咽干咽痛、痫症、失眠	
	交信	骶丛坐骨神经的胫神经的小腿内侧皮神经	月经不调、崩漏、阴挺、阴痒、睾丸肿痛、疝气、淋证、泄泻、痢疾、便秘、下肢内侧痛	
	复溜	腰丛股神经的隐神经的腓肠内侧皮神经，骶丛坐骨神经的胫神经的小腿内侧皮神经	腹胀、肠鸣、泄泻、盗汗、热病、汗不出或汗出过多、小便不利、水肿、尿赤、淋证、足痿、腰脊强痛	
	筑宾	腰丛股神经的隐神经的腓肠内侧皮神经，骶丛坐骨神经的胫神经的小腿内侧皮神经	癫狂、痫证、呕吐、疝气、阴肿、小腿内侧痛	
	阴谷	腰丛股神经的隐神经的股内侧皮神经	月经不调、崩漏、赤白带下、小便不利、遗尿、疝气、阳痿、阴部肿痛、阴囊湿痒、膝股内侧痛	
	横骨	腰丛髂腹下神经分支	闭经、带下、遗精、阳痿、少腹胀痛、阴部、肿痛、遗尿、小便不利、疝气	
	大赫	腰丛髂腹下神经分支，第12肋间神经	遗精、阳痿、月经不调、痛经、不孕、赤白带下、阴挺、小腹痛、阴部肿痛、泄泻	

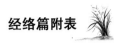

续表

经脉	腧穴	腧穴旁主要神经	腧穴主治功能	主治功能
胆经	五枢	腰丛髂腹下神经	月经不调、赤白带下、闭经、腹痛、阴挺、疝气、便秘、腰胁疼痛	下肢部腧穴的主治功能无明显分区，除了可治疗离穴位较近的脚部疾患、下肢疾患、腰骶疾患等。其影响内脏的远治作用与相邻的躯干部③带，肠、肾、膀胱带相似。 涉及脏器：脾、小肠、大肠、肾、膀胱、生殖器官等
	维道	腰丛髂腹股沟神经	月经不调、赤白带下、少腹腰胁疼痛、阴挺、疝气、水肿	
	居髎	腰丛股外侧皮神经	腰胯疼痛、疝气、下肢痿痹瘫痪	
	环跳	骶丛分支臀下神经	腰胯疼痛、下肢痿痹、半身不遂	
	风市	腰丛股外侧皮神经,腰丛股神经肌支	半身不遂、下肢痿痹麻木、遍身瘙痒、脚气	
	中渎	腰丛股外侧皮神经,腰丛股神经肌支	下肢痿痹麻木、半身不遂、瘫痪	
	膝阳关	腰丛股外侧皮神经末支	膝髌肿痛、腘筋挛急、小腿麻木	
	阳陵泉	骶丛坐骨神经的腓总神经分为腓浅神经及腓深神经处	胁肋疼痛、口苦、呕吐、黄疸、下肢痿痹、麻木、瘫痪、膝膑肿痛、小腿转筋、小儿惊风、四肢抽搐	
	阳交	骶丛坐骨神经的腓肠外侧皮神经	胸胁胀满、面肿、下肢痿痹、癫狂惊痫	
	外丘	骶丛坐骨神经的腓浅神经	胁肋疼痛、颈项强痛、下肢痿痹	
	光明	骶丛坐骨神经的腓浅神经	目痛、视物不清、夜盲、乳胀痛、膝痛、下肢痿痹、瘫痪	
	阳辅	骶丛坐骨神经的腓浅神经	偏头痛、目外眦痛、咽喉肿痛、胸胁胀痛、腋下肿痛、下肢外侧痛、半身不遂、瘰疬、疟疾	
	悬钟	骶丛坐骨神经的腓浅神经	胸胁胀满、胁痛、头痛、头晕、耳鸣、中风、半身不遂、颈项强痛、落枕、足胫酸软、挛痛、踝扭伤	
	丘墟	骶丛坐骨神经的腓神经的足背中间皮神经,腓神经的腓浅神经分支	胸胁胀满、疼痛、疟疾、疝气、中风、偏瘫、颈项强痛、腋下肿痛、下肢痿痹、外踝肿痛	

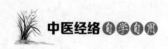

经脉	腧穴	腧穴旁主要神经	腧穴主治功能	主治功能
胆经	足临泣	骶丛坐骨神经的腓神经的足背中间皮神经	头痛、眩晕、目外眦痛、乳痈、瘰疬、胁肋、疼痛、疟疾、中风、偏瘫、下肢痿痹、足跗肿痛、月经不调	下肢部腧穴的主治功能无明显分区,除了可治疗离穴位较近的脚部疾患、下肢疾患、腰骶疾患等。其影响内脏的远治作用与相邻的躯干部③带,肠、肾、膀胱带相似。涉及脏器:脾、小肠、大肠、肾、膀胱、生殖器官等
	地五会	骶丛坐骨神经的腓神经的足背中间皮神经	头痛、目赤肿痛、耳鸣、耳聋、胸胁疼痛、乳痈、足跗肿痛	
	侠溪	骶丛坐骨神经的腓神经的足背中间皮神经的趾背神经	头痛、眩晕、目赤肿痛、耳鸣、耳聋、颊颔肿痛、胸胁痛、乳痈、足跗肿痛	
	足窍阴	骶丛坐骨神经的腓神经的足背中间皮神经的趾背神经	偏头痛、目眩、目赤肿痛、耳鸣、耳聋、咽喉肿痛、热病、夜寐不宁、胸胁痛、失眠、心烦、口苦、呃逆、月经不调	
肝经	大敦	骶丛坐骨神经的腓深神经的趾背神经	热病、晕厥、癫痫、疝气、阴缩、阴痛、遗尿、小便频数、月经不调、经闭、崩漏、阴挺	
	行间	骶丛坐骨神经的腓深神经的跖背神经分为趾背神经的分支处	头痛、眩晕、目赤肿痛、口眼㖞斜、胸胁胀满、少腹疼痛、疝气、小便不利、痛经、崩漏、带下、中风、癫狂	
	太冲	骶丛坐骨神经的腓深神经的跖背侧神经	头痛、眩晕、目赤肿痛、口眼㖞斜、胁痛、腹胀、胃痛、呕逆、遗尿、疝气、小便不利、月经不调、崩漏、下肢痿痹、足跗肿痛、中风、小儿惊风、癫痫	
	中封	腰丛股神经的隐神经的足背内侧皮神经、小腿内侧皮神经	疝气、少腹痛、阴痛、淋证、小便不利、遗精、黄疸、胸胁胀痛、内踝肿痛、足冷	
	蠡沟	腰丛股神经的隐神经前支	小便不利、遗尿、睾丸肿痛、月经不调、赤白带下、阴挺、阴痒、疝气、少腹胀痛、足胫酸痛、下肢痿痹	

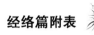

续表

经脉	腧穴	腧穴旁主要神经	腧穴主治功能	主治功能
肝经	中都	腰丛股神经的隐神经的小腿内侧皮神经,骶丛坐骨神经的胫神经肌支	胁痛、腹胀、疝气、少腹痛、月经不调、崩漏、恶露不绝、下肢痿痹	下肢部腧穴的主治功能无明显分区,除了可治疗离穴位较近的脚部疾患、下肢疾患、腰骶疾患等。其影响内脏的远治作用与相邻的躯干部③带,肠、肾、膀胱带相似。 涉及脏器:脾、小肠、大肠、肾、膀胱、生殖器官等
	膝关	腰丛股神经的隐神经的腓肠内侧皮神经	膝膑肿痛、屈伸不利、下肢痿痹	
	曲泉	腰丛股神经的隐神经,腰丛闭孔神经	月经不调、痛经、带下、阴痒、阴挺、产后腹痛、阳痿、遗精、疝气、少腹痛、小便不利、遗尿、头痛、目眩、癫痫、膝膑肿痛、下肢痿痹	
	阴包	腰丛闭孔神经浅、深支	月经不调、小便不利、遗尿、腹痛、腰骶痛引小腹	
	足五里	腰丛闭孔神经浅、深支,腰丛股神经	少腹胀痛、小便不利、阴挺、阴痒、睾丸肿痛	
	阴廉	腰丛股神经的内侧皮支	月经不调、赤白带下、阴痒、少腹疼痛、股内侧痛、下肢挛痛	
	急脉	腰丛分支髂腹股沟神经	少腹痛、疝气、阴挺、阴茎痛、股内侧痛	
督脉	长强	尾神经后支及骶丛阴部神经的肛门神经	泄泻、痢疾、便秘、便血、痔疮、脱肛、癃闭、淋证、阴部湿痒、癫痫、腰骶强痛	
	腰俞	尾神经后支,第4骶神经后支	月经不调、泄泻、痢疾、便秘、痔疮、脱肛、便血、遗尿、小便不利、癫痫、腰骶疼痛	
	腰阳关	腰神经后支的内侧支	腰骶疼痛、下肢痿痹、月经不调、痛经、遗精、阳痿	
	命门	腰神经后支的内侧支	月经不调、痛经、带下、不孕、阳痿、遗精、早泄、遗尿、尿频、小便不利、水肿、泄泻、脱肛、痔血、腰脊强痛、手足逆冷	
	悬枢	腰神经后支的内侧支	慢性腹胀、腹痛、泄泻、脱肛、腰脊强痛	

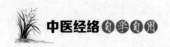

续表

经脉	腧穴	腧穴旁主要神经	腧穴主治功能	主治功能
任脉	会阴	骶丛阴部神经的会阴神经分支	阴痒、阴痛、阴挺、痔疮、脱肛、便秘、小便不通、遗尿、疝气、阳痿、遗精、月经不调、溺水窒息、昏迷、癫狂、惊痫	同上
	曲骨	腰丛髂腹下神经分支	遗精、阳痿、湿疹、阴痒、月经不调、痛经、赤白带下、疝气、小便不利、遗尿	
	中极	腰丛髂腹下神经前皮支	小便不利、小便频数、闭尿、遗尿、疝气、遗精、阳痿、早泄、月经不调、痛经、崩漏、带下、阴挺、闭经、不孕、产后胞衣不下、恶露不绝、阴痒	

附　图

脊神经皮支的分布规律与腧穴主治功能呈现分带、分段、分区之间的关系图

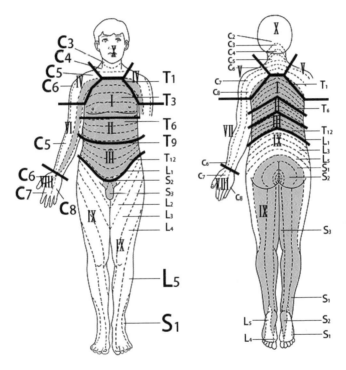

C、T、L、S——脊神经所连接的脊髓节段的颈节段、胸节段、腰节段、骶节段。

Ⅰ——躯干部肺、心带；　Ⅱ——躯干部胃、肝、胆带；

Ⅲ——躯干部肠、肾、膀胱带；　Ⅳ——上肢部肩胛段前区（心肺区）；

Ⅴ——上肢部肩胛段后区（肩背区）；　Ⅵ——上肢部臂段内侧区（心肺区）；

Ⅶ——上肢部臂段外侧区（头面区）；　Ⅷ——上肢部手掌段（混合区）；

Ⅸ——下肢部（对内脏的作用与Ⅲ相似）；　Ⅹ——头颈部。

心得和应用篇

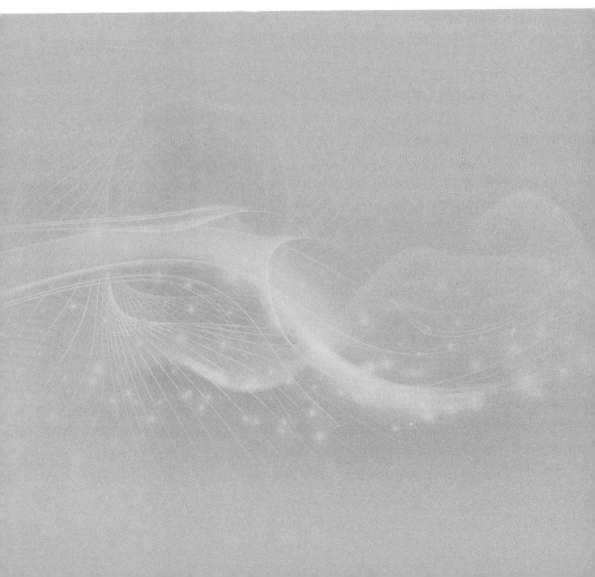

第六章　自学心得

第一节　什么是经络系统

中医理论认为，经络系统是由经脉和络脉组成，在内连属于脏腑，在外连属于筋肉、肢节和皮肤。从而，使机体五脏六腑、四肢百骸、五官九窍、皮肉筋骨等组织器官有机地联系起来，构成一个彼此之间紧密联系的统一整体。经络系统是一种古人的思路系统，古人认为人体的各个部分，从内到外都是互相联系的，这种联系就是经络系统。该思路系统并不是凭空想象出来的，是概括和综合了中医的脏腑理论和气血津液理论而形成的，得到古代解剖实践的部分验证和按摩、针灸实践的验证。因此，经络系统不仅是一种思路系统，同时也是确确实实存在的物理生理系统。

实际上，古人是先发现有腧穴的存在，然后将相关的穴位连成线才总结出经脉。现代解剖学发现腧穴旁都分布有神经，因而经络与神经有着密切的关系，但两个系统又不是等同的。

第二节　腧穴的分布规律形成的原因

一、腧穴的分布与脊神经皮支分布的关系

"腧穴沿经脉分布"的说法其实不太妥当，好像经脉本身先有线状展布的性质，然后才有腧穴的线状分布。中医经络的历史实践证明，先有腧穴的发现，经过长期的认识和总结，根据腧穴的线状展布特点及其相应的功能，才提出了经络学说。腧穴经历了阿是穴、奇穴、经穴几个发展模式就是最好的说明，至今阿是穴模式仍在运用。

在四肢上，经脉附近发现有相应的神经与其平行展布，然而在躯干上却没有相应的神经与经脉平行展布。但是，躯干上的经脉穿过各条脊神经，各

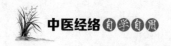

交汇处都有相应的腧穴存在，空间展布上极有规律性，这是为什么呢？值得深入思考。脊神经包括颈神经、胸神经、腰神经、骶神经和尾神经。现以胸神经为例，详细阐述这些规律。

植物神经（交感神经和副交感神经）在调解内脏的功能中起着主导和直接的作用，了解脊髓胸部各节段及脊神经与植物神经的关系，尤其是与交感神经干、腹腔神经节、肠系膜神经节的关系，对揭示腧穴主治功能分带的规律十分重要。交感神经干、腹腔神经节、肠系膜神经节分布有大量的交感神经元，其节前神经纤维分别来自脊髓胸部各节段及相应脊神经。

因此，腧穴的分布规律形成的根本原因是与脊神经皮支的分布规律密切相关（见经络篇附图）。

二、一个大胆的预测——躯干部存在有发现新腧穴的准确空位

门捷列夫化学元素周期表建立后，就预测在表中的空位上存在有未发现的新元素，被后来的科学实践所证实。既然躯干部的 91 个经穴全部分布在胸椎脊神经的前后分支与 8 条经脉的相交处，可以预测，在躯干背侧和腹侧腧穴分布规律表中的空位上同样存在有尚未发现的新腧穴，或尚未正式列入十四经穴的奇穴、阿是穴。

例如，整个第 8 胸神经后支旁无腧穴，值得关注。

督脉的陶道穴与身柱穴之间第 2 胸神经后支旁；身柱穴与神道穴之间第 4 胸神经后支旁；至阳穴与筋缩穴之间第 8 胸神经后支旁；脊中穴之下第 12 胸神经后支旁。

膀胱经第 1 侧线的膈俞穴与肝俞穴之间第 8 胸神经后支旁；第 2 侧线的附分穴之上第 1 胸神经后支旁，膈关穴与魂门穴之间第 8 胸神经后支旁。

肾经步廊穴与幽门穴之间第 6 胸神经前支旁；商曲穴与肓俞穴之间第 9 胸神经前支旁；中注穴与四满穴之间第 11 胸神经前支旁。

胃经的乳根穴与不容穴之间第 6 胸神经前支旁；外陵穴与大巨穴之间第 11 胸神经前支旁。

躯干部左右两侧壁第 9 胸神经分支旁尚无腧穴，也有发现新腧穴的可能。

以上可能发现新腧穴的位置均在经络篇附表 1 和附表 2 的空位上，新腧穴的预测是建立在科学分析和归纳基础上的。因此，发现了如下规律：

（1）躯干部的腧穴均分布在各条经脉与胸神经的交汇处；

（2）躯干部不同经脉水平位相当的腧穴功能相近；

（3）躯干部腧穴生理功能的水平分带；

（4）躯干部腧穴的垂直间距和水平间距相当稳定。

因此，提出了兴奋的集群爆发式传递及腧穴的组织学解释的假说，并根据该假说，较好地解释了针灸治疗实践中的许多重要现象和特性。与此同时，又根据腧穴的组织学假说，探讨了体表腧穴的分布规律，提出了腧穴主治功能分区（带）的概念，解释了功能分区（带）形成的原因。尤其是指出了躯干部分腧穴的线性排列与身体其他各部分腧穴线性排列的原因是不同的，从而预测在躯干上还有一些可能存在而尚未发现的新腧穴的位置。

第三节　阴阳平衡与植物神经系统的平衡

阴阳平衡理论是中医的基本理论。阴虚证、阳虚证是机体内力虚弱时的阴、阳两个侧面不同所导致。阴虚证是指体内精血、津液等阴精亏少（主要指元气、营气，见前言正确理解中医学的方法论），对人体脏腑组织器官滋润、濡养作用减弱，并出现阴不制阳的一类证候。阳虚证是指体内阳气亏损（主要指宗气、卫气，见前言正确理解中医学的方法论），对人体脏腑组织器官的温煦、推动、气化作用减弱所形成的一类证候。

西医认为，植物神经系统的交感神经活动与副交感神经活动的平衡对维持人体生理健康正常状态是十分重要的。

两种平衡之间的关系做了分析和对比，发现一些有意义的结果（表6-1）。

一、植物神经的阴阳性质

表6-1　植物神经系统主要功能

器官系统/代谢	交感神经节后纤维分泌去甲肾上腺素	副交感神经节后纤维分泌乙酰胆碱
循环系统	心跳加快加强（易心动过速）；腹腔内脏血管（易腹痛）、皮肤血管以及分布于唾液腺与外生殖器官的血管均收缩，脾包囊收缩，肌肉血管收缩或舒张（舒张时节后纤维分泌递质为乙酰胆碱）	心跳减慢，心房收缩减弱（易心动过缓）；部分血管舒张，如软脑膜动脉与分布于外生殖器的血管等

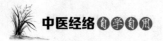

器官系统/代谢	交感神经节后纤维分泌 去甲肾上腺素	副交感神经节后纤维 分泌乙酰胆碱
呼吸器官	支气管平滑肌舒张（呼吸气粗）	支气管平滑肌收缩，黏膜腺分泌（易痰多）
消化器官	分泌黏稠唾液（口干）； 抑制胃肠运动，抑制胆囊活动（消化不良，易便秘）； 促进括约肌收缩（不易排便）	分泌稀薄唾液（口淡）； 促进胃肠液、胰液分泌，促进胃肠运动和促进胆囊收缩（消化力强、易便溏）； 使括约肌舒张（易排便）
泌尿生殖器官	促进肾小管的重吸收（易尿少），使逼尿肌舒张和括约肌收缩（易尿短频）； 使有孕子宫收缩，无孕子宫舒张	使逼尿肌收缩和括约肌舒张（尿长）
眼	使虹膜辐射状肌收缩，瞳孔放大； 使睫状体辐射状肌收缩，睫状体环增大； 使上眼睑平滑肌收缩（使眼睁开睁大）	使虹膜环形肌收缩，瞳孔缩小； 使睫状体环形肌收缩，睫状体环缩小； 促进泪腺分泌（有利于泪膜的更新）
皮肤	竖毛肌收缩，汗腺分泌（易自汗，支配汗腺的交感节后纤维是少数例外，它分泌的神经递质是乙酰胆碱）	
代谢	促进糖原分解（增加快速能量供应）和肾上腺髓质分泌（分泌激素肾上腺素引起应急反应）	促进胰岛素分泌（胰岛素是唯一能同时调节糖、脂肪、蛋白质代谢的激素）

中医对阴阳证的表述如下：

阴虚证临床表现：形体消瘦，口燥咽干，潮热盗汗，五心烦热，颧红，小便短黄，大便干结，舌红少津少苔，脉细数。

阳虚证临床表现：畏寒肢冷，蜷卧嗜睡，口淡不渴，神倦乏力，少气懒言，自汗，小便清长或尿少浮肿，面色㿠白，舌淡胖，苔白滑，脉沉迟无力。（阴证临床表现基本上与阳虚证相同）

表中括号内的说明分别是在交感神经兴奋度相对副交感神经兴奋度较高（阴较虚）和副交感神经兴奋度相对交感神经兴奋度较高（阳较虚）时的表现。许多表现与上述中医的阴虚证临床表现和阳虚证临床表现相似，即交感神经属阳，副交感神经属阴。

二、应激与阴阳辨证

应激是指机体在受到各种内外环境因素刺激（也称应激原）时所出现的非特异性全身反应。内外环境因素包括温度过低或过高、烧伤、创伤、手术、严重失血、严重脱水、缺氧、剧痛、中毒、感染、急性炎症、恐怖、丧失亲人、焦虑等，除引起上述原发因素的直接效应外，还出现以交感—肾上腺髓质和下丘脑—垂体—肾上腺皮质轴兴奋为主的神经内分泌反应，以及细胞和体液中某些蛋白质成分的改变和一系列功能代谢的变化，不管刺激因素的性质如何，这一组反应都大致相似。应激是一切生命为了生存和发展所必需的，它是机体整个适应、保护机制的一个重要组成部分。

应激反应可提高机体的准备状态，有利于动物的战斗和逃避，有利于在变动的环境中维持机体的自稳态，增强机体的适应能力。对大多数的应激反应，在应激原消失后，机体可很快趋于平衡，恢复自稳态。但如果劣性应激原持续作用于机体，则应激反应可表现为一个动态的连续过程，并最终导致内环境紊乱和疾病。整个应激过程可分为三期：警觉期（又称应急反应期），抵抗期和衰竭期。

1. 阳证与应急反应

阳证是指外邪侵袭机体，邪亢盛而正不虚，正气立即奋起抗邪，属于表证、热证、实证的一类病证。应激的第一期警觉期——应急反应的表现与阳证有许多相似之处。

阳证的临床表现：不同的疾病表现出的阳证症状不尽相同，各有侧重。其特征性表现主要有面红耳赤，恶寒发热，肌肤灼热，烦躁不安，语声高亢，呼吸气粗，口干渴饮，小便短赤涩痛，大便秘结奇臭，舌红绛，苔黄、灰、黑或生芒刺，脉浮数、洪大、滑实。

应急反应是应激的第一期警觉期，是在紧急情况下，机体通过交感—肾上腺髓质系统发生的适应性反应。肾上腺髓质是少数几个无副交感神经分布的器官组织之一，而且其交感神经也只有节前纤维，节前纤维分泌神经递质乙酰胆碱促使肾上腺髓质分泌大量激素肾上腺素和去甲肾上腺素入血液。肾上腺髓质激素的作用又与整个交感神经系统的活动紧密联系，主要表现为中枢神经系统兴奋性提高，呼吸加强加快，血压升高，血液循环加快，肾血管收缩引起尿量减少，胃肠血管收缩引起腹痛。另外，全身性肾上腺髓质激素水平的提高会抑制副交感神经的活动，从而减少唾液、大肠液的分泌引起口干、便秘。

对比阳证与应急反应的临床表现，再次说明了交感神经的阳性属性。

2. 应激的第二期抵抗期与阴虚证、阳虚证

进入抵抗期，以交感—肾上腺髓质兴奋为主的一些警告反应逐步消退，而表现出肾上腺皮质激素增多为主的适应反应。肾上腺皮质激素包括以醛固酮为代表的盐皮质激素、氢化可的松为代表的糖皮质激素和雌二醇为代表的性激素。肾上腺皮质激素分泌增多会引起机体的代谢率升高，炎症、免疫反应减弱，胸腺、淋巴组织缩小等。其中盐皮质激素主要调节水、盐的代谢，但是醛固酮分泌过多时，将使钠和水在体内潴留。在抵抗期中同时有防御储备能力的消耗，若过程无逆转则进入抵抗期后期，机体内环境的初步失衡显现，内脏器官功能受到初步影响。消化系统有应激性溃疡，免疫功能障碍，内分泌功能障碍，心血管疾病，中枢神经系统有情绪反应和心理精神障碍等。

中医对应的表现为阴虚证、阳虚证。阴虚证、阳虚证往往影响到各脏腑系统的功能，在阴阳辨证的基础上需要进行脏腑辨证，因此分别有心阴虚证、胃阴虚证、肝阴虚证、肾阴虚证、肺肾阴虚证、肝肾阴虚证和心阳虚证、脾阳虚证、肾阳虚证、心肾阳虚证、脾肾阳虚证等证候类型。中医的心系统包括了中枢神经系统，肾系统包括了生殖系统。例如，心阴虚证的症状除了阴虚证的一般临床表现外，还有心悸、心烦、失眠、多梦等；肾阳虚证除了阳虚证的一般临床表现外，还有腰膝酸软而痛、男子阳痿、女子性欲低下等。

3. 应激的第三期衰竭期与亡阴证、亡阳证

持续强烈的有害刺激因素将耗竭机体的抵抗能力而进入衰竭期，警觉反应期的症状可再现，肾上腺皮质激素持续升高，但糖皮质激素受体的数量和

亲和力下降，机体内环境明显失衡，应激反应的负面效应陆续显现，与应激相关的疾病、器官功能的衰退甚至休克、死亡都可在此期出现。多数应激只引起第一、第二期的变化，只有少数严重的应激反应才进入第三期衰竭期。

亡阴证是指体内阴液大量耗损或丢失，而出现的全身衰竭的危重证候。多因高热耗损阴液，或大汗、大吐、大泻不止，或严重烧伤使阴液暴脱而成，也可以是久病阴液亏损基础上的进一步发展。亡阳证是指机体阳气极度衰微，而出现的全身衰竭的危重证候。多因阴寒极盛暴伤阳气，或大汗、大失血等阴血消亡而阳随阴脱，或因严重外伤，瘀痰阻塞心窍使阳气暴脱，也见于久病导致阳气由虚而衰的危证。也可以说亡阴证和亡阳证是最严重的阴虚证和阳虚证。中医认为亡阴、亡阳虽然是两种截然相反的证候，但是由于阴阳是互根的（即引起阴阳不同证候的根本因素是一致而相互联系的），阴竭则阳气无所依附而随之亡失，阳亡则阴液无以化生随之而告竭。

对比应激的第三期衰竭期与亡阴证、亡阳证，无论是最初起因或后来结果都十分相似。

我国先人在科技不太发达的时代，用整体论和还原论相结合的方法，对人体生理功能及疾病进行阴阳辨证，得到与现代医学如此相似的结论是十分难能可贵的。但是，这并不说明中医与科技无关，也不妨碍只有与现代科技相结合，中医才可能取得进一步长足发展的观念。

三、维持阴阳平衡的体质

平衡是相对的、动态的，不平衡是绝对的。矛盾有两个方面，总有一个处于主要矛盾方面。阴阳是一对矛盾，它们的平衡当然也不例外。

中医的养身之道讲究适当补阴，主张以阴精（元气、营气）为主导的阴阳平衡体质，即偏阴性体质。

西医认为健康体质是偏碱性的体质，偏碱性体质就是以副交感神经兴奋为主导的交感神经、副交感神经双向综合调节的体质。这种双向综合调节除了依赖于神经系统的反射外，激活内脏神经丛内的集群爆发式传递起到十分重要的作用。

激素肾上腺素和交感神经节后纤维分泌的递质去甲肾上腺素与交感神经的活动紧密相关，都是酪氨酸在体内的衍生物。酪氨酸的等电点是 5.66，为其羧基释放氢离子的电性与氨基吸收氢离子的电性平衡时水溶液的 pH，属于中性氨基酸中偏酸性的。植物神经（交感和副交感）的节前纤维和副

113

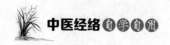

交感神经的节后纤维分泌的递质都是乙酰胆碱，乙酰胆碱是胆碱在体内与乙酸合成的衍生物。胆碱是一种强有机碱，主要由食物供给，也可由丝氨酸和甲硫氨酸在体内合成。

胰岛素是唯一能同时调节糖、脂肪、蛋白质代谢的激素，胰岛素的分泌受副交感神经调节，可见副交感神经分泌的递质乙酰胆碱的重要性。就拿交感神经节后纤维分泌递质的少数例外是分泌递质乙酰胆碱而言（见植物神经系统主要功能表），肌肉血管的舒张有利于降低血压，汗腺的分泌有利于散热和废物排泄，两种情况所分泌递质均为乙酰胆碱。无不说明以副交感神经兴奋为主导的交感神经、副交感神经双向综合调节，对健康体质是多么重要，而且与中医主张偏阴性的体质不相矛盾，因为副交感神经属阴。

按照科学规律生活、进行适当的体育锻炼、树立健康向上的人生观和保持乐观开朗的精神状态等，是建立阴阳平衡体质的根本。

如何维持偏阴性的阴阳平衡体质，可以采用以下方法。

1. 经常自我按摩捶打身体各个部位和进行活塞式呼吸

活塞式呼吸（见第七章应用和实践中，三套自理组合按摩）可激活内脏神经丛内的集群爆发式传递，维持以副交感神经兴奋为主导的交感神经、副交感神经双向综合调节的体质。经常自我按摩捶打身体各个部位，刺激了体表的腧穴，通过集群爆发式传递将兴奋传到内脏神经丛，也可以激发以副交感神经兴奋为主导的交感神经、副交感神经双向综合调节。明白这个道理，就会懂得经常自我按摩捶打身体各个部位的重要性。

2. 多吃富含生物碱的植物性食物，养成饮茶习惯

生物碱是存在于自然界（大多数为植物，少数为动物）中的一类含氮的碱性有机化合物，也称植物碱，有显著的生物活性，是中草药中重要的有效成分之一。人们在动物体内也分离到了生物碱，动物的生物碱多数与它们摄取食用的植物有关，蟾蜍、蝾螈和某些鱼类中发现的生物碱是真正的动物代谢产物。

3. 阴阳平衡汤

选用含有一些主要类型生物碱的药物：半边莲（半边莲碱）、黄连（小檗碱）、贝母（浙贝母碱）、百合（野百合碱）。其中除了补阴药百合外，再选用两味补阴药麦冬、枸杞子和补虚药甘草。试服了几年，有些效果。

阴阳平衡汤药方：

半边莲 10 克清热、黄连 3 克清热、贝母 3 克化痰止咳、百合 10 克补

阴、麦冬 8 克补阴、枸杞子 5 克补阴、甘草 5 克补虚。

阴阳平衡汤分别在每年春分季节（3 月下旬）和秋分季节（9 月下旬）各服用一次。每次服用四剂，服用时每剂配口服西药：调节植物神经功能失调药谷维素 10 mg 和拟副交感神经药溴吡斯的明（吡啶斯的明）60 mg，或安贝氯铵（氯化镁斯的明、酶抑宁）5 mg。

第七章 应用和实践

第一节 三套自理组合按摩

在自学中医经络的基础上，设计了三套自理组合按摩，经过实践和改进，形成以下较为成熟的做法。

一、活塞式呼吸—内脏按摩运动

科学运动有益健康。一般体育运动主要是躯体运动，也带动了心、肺运动，对其他内脏影响较小。其实，内脏也是需要经常运动的，多数情况是在自主植物神经系统无意识支配下进行的。而"活塞式呼吸"，可对内脏进行按摩运动。

正如在第二章第二节隐伏腧穴里所叙述过的，腹式呼吸是由膈肌收缩来推动的，不仅可以增加肺底部肺泡的扩张以改善肺的呼吸功能，还可以按摩内脏以及使内脏器官之间相互摩擦。这样刺激了内脏器官周边附近的隐伏腧穴，引发副交感调节占优势的集群爆发式传递，使内脏器官得以调理和休养生息。活塞式呼吸是将强化腹式呼吸与肺部深呼吸（收腹胸式呼吸）有机地结合起来，完成气体交换。

下面介绍活塞式呼吸的具体做法。

取仰天平卧姿势（床上、桌上、沙发上、草地上等均可），两腿也可弯曲拱起，平静呼吸十多秒钟。此时，膈肌（也称横膈）处于胸腔与腹腔之间的中位。开始缓缓扩胸收腹吸气，并迅速转为用力深度吸气，此过程横膈向胸腔位移；然后在胸肋回复到正常位置的过程中缓缓呼气，此过程横膈也回复到中位；接着先缓缓鼓腹收胸吸气，并迅速转为用力深度吸气，此过程横膈向腹腔位移；最后，在腹壁回复到正常位置的过程中缓缓呼气，此过程横膈又回复到中位，完成一个活塞式呼吸循环。因为横膈在胸、腹中作活塞式来回移动，故称活塞式呼吸。横膈移动时对内脏来回推动按摩，迫使其运动以及让内脏器官之间相互摩擦，同时刺激了内脏器官周边附近的隐伏腧穴，调节和加强了内脏的生理功能。在训练相当长时间后，基本掌握了活塞式呼吸的要领，就可不必拘泥于仰天平卧姿势，只要身躯处于自然放松状态，均可进行活塞式呼吸。

人的呼吸本来就有胸式呼吸和腹式呼吸两种，一般情况下，呈现缓慢的胸式和腹式的混合式呼吸。活塞式呼吸是收腹胸式呼吸与强化腹式呼吸交替进行的有机结合，除了可对内脏进行按摩运动外，还可充分利用边角部分的肺泡来改善肺的呼吸功能，降低血液二氧化碳分压，预防酸中毒，建立起偏碱性的体质。

活塞式呼吸时间不用过长，一般做一次十来分钟即可，可利用众多场合和零散休息时间。长期坚持活塞式呼吸，有益于健康。

对于慢性阻塞性肺疾病（简称慢阻肺）患者，在做活塞式呼吸时采用强力迅速吸气与轻轻缓慢呼气的方法，有利于改善供氧状况，减轻慢阻肺症状。

二、苏醒按摩

老年人一般血压值偏高和调节血压的功能较差，睡醒后（包括午睡）不宜立刻翻身起床，以免供血不足突发心血管疾病和脑缺氧。如果睡醒后躺在床上进行活塞式呼吸，同时自我按摩曲池、合谷、内关和液门四个穴位，这样组合形成的按摩即苏醒按摩。长期坚持苏醒按摩，不仅可以避免突然翻身起床引起心、脑血管疾病，还能促进健康。

三、休息按摩

休息按摩在下午四五点钟进行，或晚上睡前洗脚时进行。经过大半天的生活和工作之后，身体已经疲劳，且血液和组织液中可自由流动的水分相对积蓄在下肢部分，此时可进行休息按摩以帮助它们经过静脉回流。休息按摩时，坐在小凳或沙发上，可让手够到脚跟为适宜。先后按摩昆仑、三阴交、足三里三个穴位，再先后捶打梁丘、阴市、伏兔、风市四个穴位，最后站起来捶打环跳穴位。长期坚持休息按摩有助于身体健康。

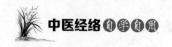

第二节 俞募配穴法——躯干部腧穴主治功能分带规律的又一佐证（俞募配穴法的改进）

在神经集群爆发式传递假说的指引下，发现了腧穴主治功能分区分带规律，尤其是躯干部腧穴的水平分带特性。躯干部腧穴的分布极具规律性，其主治功能表现出极为明显的横向分带。躯干部上分布有腧穴的十条经脉（包括膀胱经的第一、第二侧线两条在内），各经脉腧穴的功能在纵向上，即沿经脉的展布方向上有较大变化，然而在横向上却相当稳定一致，形成腧穴生理功能的水平分带现象。实际上，躯干部腧穴主治功能的水平分带规律古人也注意到了，并且认识到绝大多数俞、募穴的功能与各自经脉的循行无关，其分布规律与五脏六腑的所在位置相关，从而总结出了针灸中的"俞募配穴法"。

一、什么是俞募配穴法

俞穴又称背俞穴，均分布在背面膀胱经第一侧线上。募穴又称胸腹募穴，分布在胸腹面，十二个募穴的位置分别对应于六脏六腑距离最近的腧穴，其中尤以对应心、肝、胆、脾、胃、肾、膀胱等，几个尺寸相对占据面积较小的脏器更为明显，反映了古人对腧穴主治规律的近治特性的认识。中医认为，由于脏腑之气血直接输注于俞、募穴，脏腑之邪气直接反映于俞、募穴，故脏腑疾患可在俞、募穴上有所反应和表现，所以，俞、募穴的治疗特点就是可以直接调理脏腑之气血，扶助脏腑之正气，祛除脏腑之邪气，以治疗脏腑疾患。俞、募穴均是针灸临床上的常用穴，并且二者经常一一对应配伍组方，称为"俞募配穴法"，可列出的俞募配穴表如下（表7-1）。

从俞募配穴表中可以将主治功能归纳出如下几点。

①一一对应配伍组合中的俞穴和募穴近似在同一水平位置上。

②最上面三组的主治功能与胸部肺、心的疾患有关。

③最下面五组的主治功能与下腹部肠、肾、膀胱的疾患有关。

④中间的四组的主治功能显示出有上下两部分的特点，并兼具与上腹部胃、肝、胆的疾患有关。

表 7-1　俞募配穴

相关脏腑	俞穴	主治功能	募穴	主治功能
肺	肺俞	外感、发热、咳嗽、气喘、胸闷、背痛	中府	咳嗽、气喘、胸闷、胸痛、咳吐脓血、面浮肿、腹胀、肩背疼痛
心包	厥阴俞	心痛、心悸、胸闷痛、咳喘、呕吐、背痛	膻中	心痛、胸闷、咳嗽、气喘、心悸、呕吐
心	心俞	心痛、心悸、胸闷、背痛、失眠、咳嗽	巨阙	胸满、气短、心烦痛、胃痛、吞酸、呕吐
肝	肝俞	胁痛、黄疸、吐血、胃痛、头痛、眩晕	期门	胸胁胀满疼痛、胁下积聚、呃逆、吞酸、呕吐、腹胀、泄泻、饥不欲食、乳痈、疟疾、咳喘
胆	胆俞	胁胀痛、黄疸、恶心、呕吐、食不化	日月	胁肋疼痛、腹胀、呕吐、吞酸、呃逆、黄疸
脾	脾俞	腹胀、胃痛、吐泻、水肿、黄疸、痢血	章门	胁痛、腹胀、肠鸣、泄泻、呕吐、痞块、黄疸
胃	胃俞	胃脘胀痛、呕吐、肠鸣、泄泻、完谷不化	中脘	胃脘胀痛、呕吐、肠鸣泻痢、黄疸
三焦	三焦俞	胃脘痛、呕吐、腹胀、肠鸣、完谷不化、泄泻、身热、黄疸、小便不利、水肿、遗尿、癃闭、鼓胀、胸胁痛、腰脊疼痛	石门	腹胀痛泻、疝气、尿闭、水肿、淋证
肾	肾俞	遗精、阳痿、早泄、消渴、遗尿、小便不利、水肿、泄泻、月经不调、白带、腰膝酸软、腰脊强痛、头昏、目眩、眼花、耳聋、耳鸣、虚喘	京门	腹胀、腹痛、肠鸣、泄泻、胁痛、腰痛、脊强、水肿、小便不利
大肠	大肠俞	腹痛、腹胀、肠鸣、泄泻、痢疾、便秘、肠痈、痔漏、腰背酸痛、下肢不利痿软	天枢	腹胀、肠鸣、泻痢、便秘、疝气、水肿
小肠	小肠俞	小腹胀痛、泄泻、痢疾、疝气、遗尿、尿血、遗精、赤白带下、腰腿疼痛	关元	遗精、早泄、月经不调、尿频、水肿
膀胱	膀胱俞	小便不利、小便频数、赤淋浊涩热痛、遗尿、阴部湿痒、赤白带下、遗精、阳痿、腹痛、泄泻、便秘、腰骶痛、下肢痿痹	中极	小便不利、小便频数、闭尿、遗尿、疝气、遗精、阳痿、早泄、月经不调、痛经、崩漏、带下、阴挺、闭经、不孕、产后胞衣不下、恶露不绝、阴痒

119

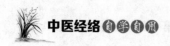

⑤最下面五个俞穴的主治功能除了与下腹内部的肠、肾、膀胱疾患有关外，还与外部的腰、骶、膝、腿的疾患有关。而最下面五个募穴的主治功能只与下腹内部的肠、肾、膀胱疾患有关，可见，在治疗下腹内部脏腑肠、肾、膀胱疾患时，组合中募穴起主导作用。

⑥募穴中除最上面的中府穴的主治功能既与内部脏腑疾患有关，还与外部的肩背疾患有关外，其他募穴的主治功能都只与内部脏腑疾患有关。

二、为什么俞募穴相互配对后具有显著的主治功能

为什么俞募配穴法会表现出以上的主治功能特点呢？如果将各腧穴旁分布的脊神经考虑进来，列出下面的俞募穴旁的神经分布表（表7-2）。

表7-2　俞募穴旁的神经分布

相关脏腑	俞穴（脊神经后支脊髓节段）	募穴（脊神经前支脊髓节段）
肺	肺俞（胸神经 T_3、T_4）	中府（颈丛锁骨上神经 C_3、C_4、胸神经 T_1）
心包	厥阴俞（胸神经 T_4、T_5）	膻中（胸神经 T_4）
心	心俞（胸神经 T_5、T_6）	巨阙（胸神经 T_7）
肝	肝俞（胸神经 T_9、T_{10}）	期门（胸神经 T_6）
胆	胆俞（胸神经 T_{10}、T_{11}）	日月（胸神经 T_7）
脾	脾俞（胸神经 T_{11}、T_{12}）	章门（胸神经 T_{10}、T_{11}）
胃	胃俞（胸神经 T_{12}）	中脘（胸神经 T_7、T_8）
三焦	三焦俞（腰神经 L_1、L_2）	石门（胸神经 T_{11}）
肾	肾俞（腰神经 L_2、L_3）	京门（胸神经 T_{12}）
大肠	大肠俞（腰神经 L_4、L_5）	天枢（胸神经 T_{10}）
小肠	小肠俞（腰神经 L_5、臀中皮神经 S_1）	关元（胸神经 T_{12}）
膀胱	膀胱俞（臀中皮神经 S_1、S_2）	中极（腰丛髂腹下神经 T_{12}、L_1）

对比两个表可以发现：

①功能分带与脊神经有关，尤其与胸神经自上而下的顺序相关。

②俞穴一列自上向下，与脊神经的脊髓节段序列完全一致。因为俞穴所在的膀胱经第一侧线紧挨脊柱两侧，腧穴旁分布的脊神经是较短的后支其展布的水平位置变化不大，所以最上面三组和中间四组俞穴的主治功能表现出明显的水平分带顺序。为什么最下面五个俞穴的主治功能除了与下腹内部的

肠、肾、膀胱疾患有关外，还与外部的腰、骶、膝、腿的疾患有关呢？因为胸神经的最下部第 12 胸神经（连于脊髓胸段 T_{12}）前支和腰神经大部（连于脊髓腰段 L_1 至 L_4）的前支组成腰丛，腰神经的下部（连于脊髓腰段 L_4、L_5）的前支和骶神经（连于脊髓骶段 S_1 至 S_5）以及尾神经组成骶丛，腰丛和骶丛是腹股沟区及下肢各经脉分布的基础，即腧穴沿其各分支分布。前述针灸俞穴产生的兴奋可传到同一脊神经前支，沿着腰丛和骶丛治疗外部的腰、骶、膝、腿的疾患，就不足为奇了。

③募穴一列自上向下，与脊神经的脊髓节段序列不完全一致，其中最上面三组和最下面五组一致性较好，中间四组一致性被打乱。这就解释了为什么中间四组的主治功能显示出混杂有上下两部分的特点，并兼具与上腹部胃、肝、胆的疾患有关。同时也说明，中间四组的主治功能显示出混杂有上下两部分的特点，降低了原俞募配穴法主治功能水平分带的规律性的原因在于部分募穴的选取上，有可以改进的地方。

④为什么一一对应的原配伍组合中的俞穴和募穴近似在同一水平位置上，而在中间的四组和下面的五组募穴旁的脊神经所对应的脊髓节段会逐渐明显地高于俞穴旁的脊神经所对应的脊髓节段？例如胆俞（胸神经 T_{10}、T_{11}）与日月（胸神经 T_7）、胃俞（胸神经 T_{12}）与中脘（胸神经 T_7、T_8）、大肠俞（腰神经 L_4、L_5）与天枢（胸神经 T_{10}）等。这是因为在腹部，人在逐渐自立行走的发展过程中腹壁渐渐扩张拉开，同时使得从 T_7 开始各胸神经发生分支的结果。使得相同脊髓节段的脊神经分布到腹部的水平位置，要比其在背部的位置低一些。

⑤募穴的中府穴可以治疗面浮水肿，是俞、募穴中唯一与面部疾患有关的腧穴，这是因为其旁分布有颈丛锁骨上神经（C_3、C_4）。

三、对原有俞募配穴法的改进

根据以上分析可以看出，原有的俞募配穴法只是考虑了俞募穴水平位置的一一对应和募穴的选取尽量靠近相应脏腑的位置，古人对脊神经的知识还了解得很少。由于背部脊柱两侧，膀胱经第一侧线上的俞穴位置基本上对应于刚从脊髓节段里分出来的脊神经节的所在部位，俞穴旁布有脊神经的后支，所以原有的俞募配穴法在针灸实践中是很成功的。了解了俞募配穴法对脏腑生理功能调理的机理实质是脊神经、交感神经和副交感神经的作用，就可以对仅仅考虑空间位置的原有俞募配穴法做一些改进。将 12 个募穴去掉中府、巨阙和期门三个募穴，另增加了玉堂、鸠尾和水道三个为募穴。其中，玉堂、鸠尾分别替代中府、巨阙的配伍位置，水道则替代天枢的配伍位置。原来日月、中脘、天枢三个腧穴，根据脊神经的匹配向上移动，分别替代期门、日月、中脘原有的配伍位置。

改进后的俞募配穴法，列在后面的俞募配穴改进表和俞募配穴主治功能分带表中。表7-3和表7-4改进后，虽然部分俞募配穴没有完全和严格地遵从水平一致的原则，但从以上两表中可以看出，在新配伍组合下，每一组里俞、募两穴的主治功能更一致了，治疗应该更有效。而且，俞募配穴主治功能分带分区更为明显，有利于指导俞募配穴的针灸临床实践。

以往针灸临床实践证明"俞募配穴法"治疗脏腑疾患是成功的，任何成功的经验不可能是一成不变的，所以对原有俞、募穴的配伍进行了少量改进。当然，改进后的俞、募穴配伍是否比原有的俞、募穴配伍更有效，还有待于针灸临床实践的检验和证实。

表7-3　俞募配穴改进

相关脏腑	俞穴	主治功能	募穴	主治功能
肺	肺俞	外感、发热、咳嗽、气喘、胸闷、背痛	玉堂	胸痛、咳痰、气短喘、喉痹、咽肿
心包	厥阴俞	心痛、心悸、胸闷痛、咳喘、呕吐、背痛	膻中	心痛、胸闷、咳嗽、气喘、心悸、呕吐
心	心俞	心痛、心悸、胸闷、背痛、失眠、咳嗽	鸠尾	咳喘、胸闷、心悸、心痛、反胃、呕吐
肝	肝俞	胁痛、黄疸、吐血、胃痛、头痛、眩晕	日月	胁肋疼痛、腹胀、呕吐、吞酸、呃逆、黄疸
胆	胆俞	胁胀痛、黄疸、恶心、呕吐、饮食不化	中脘	胃脘胀痛、呕吐、肠鸣、泻痢、黄疸
脾	脾俞	腹胀、胃痛、吐泻、水肿、黄疸、痢血	章门	胁痛、腹胀、肠鸣、泄泻、呕吐、痞块、黄疸
胃	胃俞	胃脘胀痛、呕吐肠鸣、泄泻、完谷不化	天枢	腹胀、肠鸣、泻痢、便秘、疝气、水肿
三焦	三焦俞	胃脘痛、呕吐、腹胀、肠鸣、完谷不化、泄泻、身热、黄疸、小便不利、水肿、遗尿、癃闭、鼓胀、胸胁痛、腰脊疼痛	石门	腹胀、痛泻、疝气、尿闭、水肿、淋证
肾	肾俞	遗精、阳痿、早泄、消渴、遗尿、小便不利、水肿、泄泻、月经不调、白带、腰膝酸软、腰脊强痛、头昏、目眩、眼花、耳聋、耳鸣、虚喘	京门	腹胀、腹痛、肠鸣、泄泻、胁痛、腰痛、脊强、水肿、小便不利

续表

相关脏腑	俞穴	主治功能	募穴	主治功能
大肠	大肠俞	腹痛、腹胀、肠鸣、泄泻、痢疾、便秘、肠痈、痔漏、腰背酸痛、下肢不利、痿软	水道	小腹胀痛、疝气、闭尿、水肿、月经不调
小肠	小肠俞	小腹胀痛、泄泻、痢疾、疝气、遗尿、尿血、遗精、赤白带下、腰腿疼痛	关元	遗精、早泄、月经不调、尿频、水肿
膀胱	膀胱俞	小便不利、小便频数、赤淋浊涩、热痛、遗尿、阴部湿痒、赤白带下、遗精、阳痿、腹痛、泄泻、便秘、腰骶痛、下肢痿痹	中极	小便不利、小便频数、闭尿、遗尿、疝气、遗精、阳痿、早泄、月经不调、痛经、崩漏、带下、阴挺、闭经、不孕、产后胞衣不下、恶露不绝、阴痒

表7-4　改进后俞募配穴主治功能分带

分带分区	主治功能	俞穴(脊髓段)	募穴(脊髓段)
肺、心带	涉及脏器:喉、气管、肺、心 主调生理功能:呼吸系统、循环系统、神经系统	肺俞(T_3、T_4)	玉堂(T_3)
		厥阴俞(T_4、T_5)	膻中(T_4)
		心俞(T_5、T_6)	鸠尾(T_6)
胃、肝、胆带	涉及脏器:食管、胃、肝、胆、胰 主调生理功能:消化系统之消化、神经系统	肝俞(T_9、T_{10})	日月(T_7)
		胆俞(T_{10}、T_{11})	中脘(T_7、T_8)
肠、肾、膀胱带	涉及脏器:脾、小肠、大肠、肾、膀胱、生殖器官 主调生理功能:消化系统之吸收、免疫系统、泌尿系统、生殖系统、神经系统	脾俞(T_{11}、T_{12})	章门(T_{11}、T_{12})
		胃俞(T_{12})	天枢(T_{10})
肠、肾、膀胱带与下肢部比邻的过渡混合区	涉及脏器:脾、小肠、大肠、肾、膀胱、生殖器官 主调生理功能:消化系统之吸收、免疫系统、泌尿系统、生殖系统、神经系统。 附带功能:治疗腰膝酸软、腰脊痛、腰骶痛、腰腿痛、下肢痿痹等	三焦俞(L_1、L_2)	石门(T_{11})
		肾俞(L_2、L_3)	京门(T_{12})
		大肠俞(L_4、L_5)	水道(T_{12})
		小肠俞(L_5、S_1)	关元(T_{12})
		膀胱俞(S_1、S_2)	中极(T_{12}、L_1)

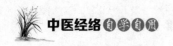

第三节　治疗便秘的腧穴与盆内脏神经的
关系（老年人如何避免便秘）

一、排便生理

支配内脏活动的副交感神经大多数来自延髓的脑神经迷走神经，只有少部分来自连接脊髓节段（S_2 或 S_3 或 S_4）的盆内脏神经，盆内脏神经也只分布到大肠左曲及其以下的降结肠、乙状结肠和盆腔内脏膀胱、生殖器等。排便反射与盆内脏神经关系密切，排便主要通过盆内脏神经（副交感神经）的传出冲动来进行。

调节具有消化管道的胃肠等，存在有内在和外来两种神经系统。内在神经系统又称肠神经系统，是由存在于消化管壁内无数的神经元和神经纤维组成的复杂神经网络。其神经元的数量与脊髓内的神经元总数量相当。其中有感觉神经元，感受胃肠道内的化学、机械和温度等感觉（消化管壁内还有来自脊神经节内脏感觉神经元的感觉纤维，但其不属于内在神经系统）；有运动神经元，其神经纤维在消化管壁内组成黏膜下神经丛和肌间神经丛，前者支配腺体和黏膜下血管，后者支配平滑肌；还有大量的中间神经元，承担消化管壁内感觉神经元到运动神经元的短反射。因此，内在神经构成了一个完整的、可以不经过中枢而独立完成反射活动的整合系统，但是在完整的机体内，内在神经还受外来神经系统（交感神经和副交感神经）的调节。外来神经系统的调节，主要是通过来自脊神经节的内脏感觉纤维的兴奋在脊髓和脑干的初低级中枢部位进行的初级水平整合，然后经交感神经和副交感神经的长反射完成的。此外，内脏感觉兴奋还可经脊髓和脑干中的中间神经元的多级传递到达高级中枢部位大脑皮层进行高级水平整合，然后完成有意识参与的调节。如强烈的内脏剧痛可引起畏惧和焦虑，通过交感—肾上腺髓质系统产生应激反应而影响胃肠的活动，包括心理应激所诱发的便秘；又如进入直肠的粪便刺激了直肠内的感受器，上传到大脑皮层引起便意，通过盆内脏神经（副交感神经）传出冲动进行排便反射，同时兴奋支配腹肌和膈肌的躯体运动神经，增加腹内压力促进粪便的排出。

大肠主要包括结肠和直肠。大肠的生理功能与排便关系密切的主要有吸收水分、大肠液的分泌、大肠运动和排便。

1. 吸收水分

大肠吸收水分在结肠中进行，可吸收进入结肠内 80% 的水分。由于小肠后半段回肠净吸收的水分较大，到达大肠时内容物中水分已不多，经过大肠进一步吸收，同时经肠内正常细菌的发酵和腐败作用后转变为粪便排出体外。如果饮水过少，粪便就干燥。

2. 大肠液的分泌

大肠的分泌物有富含蛋白聚糖的黏液，它能保护肠黏膜和润滑粪便。大肠液的分泌主要是由食物残渣对肠壁的机械性刺激所引起，主要受胃肠道的内在神经系统调节，同时也受到交感神经和副交感神经组成的外来神经系统的调节。如果刺激副交感神经，可使分泌增加，而交感神经兴奋则使正在进行着的分泌减少。如果食物过于精细，食物残渣对肠壁的机械性刺激强度不大，大肠的分泌过少，粪便表面不润滑，排便就会很困难。

3. 大肠运动

大肠运动的主要特点是缓慢，对刺激的反应也较迟缓（可能主要受外来神经系统调节的缘故），这对于大肠作为食物残渣的暂时储存场所来说是适合的。但是大肠还有一种进行很快且将食物残渣向前推进很远的集团蠕动，集团蠕动通常开始于横结肠，可将一部分大肠内容物推送至降结肠或乙状结肠。副交感神经兴奋能促进大肠运动，而交感神经兴奋则抑制大肠运动。食物残渣在大肠内停留一般在十余小时，如果正常的大肠运动被抑制，内容物停留时间过长，水分吸收就越多，粪便就越干燥。

4. 排便

粪便停留在大肠内的最后一段是直肠，正常人排便之后，直肠内通常是没有粪便的。当肠的运动将粪便推入直肠时，刺激了直肠内的感受器，兴奋冲动分别经盆内脏神经（感觉纤维与副交感神经同行）传至脊髓骶段（$S_2 \sim S_4$）和经腹下神经（感觉纤维与交感神经同行）传至腰段（$L_1 \sim L_3$）的初级排便中枢，同时上传到大脑皮层高级中枢，引起便意和排便反射。这时，通过盆内脏神经（副交感神经）的传出冲动，使降结肠、乙状结肠和直肠收缩，肛门内括约肌（属于平滑肌）舒张，与此同时，阴部神经（连于脊髓段 $S_2 \sim S_4$）中的躯体运动神经冲动减少，肛门外括约肌（属于骨骼肌）舒张，使粪便排出体外。此外，由于支配腹肌和膈肌的神经兴奋，腹肌和膈肌也发生收缩，腹内压增加，促进粪便的排出。正常人的直肠壁内的感受器对粪便的压力刺激具有一定的阈值，当达到此阈值时才能引起排便反射。排便受大脑皮层的影响，所以意识可加强或抑制排便。如果主观上对便意经常予以制止，会使直肠逐渐失去对粪便压力刺激的正常敏感性，加之粪便在大肠内停留过久，水分吸收过多而变得干燥，引起排便困难，这是便秘产生的常见原因之一。这也说明了动物很少会便秘的原因，因为它们是随意排便的。

此外，食物中的纤维素也与排便是否顺利有关。食物中的纤维素不能被人的消化液消化，但能与水分结合形成凝胶，从而限制水的吸收，并使肠内容物容积膨胀，不易干燥化。纤维素还能刺激肠运动，缩短粪便在肠内停留的时间，及时排出体外。

二、治疗便秘的腧穴

治疗便秘的腧穴共计 39 个，见表 7–5。

表 7–5　治疗便秘的腧穴

腧穴	经脉	腧穴旁脊神经（相连脊髓节段）	功能分区部位
合谷	大肠经	臂丛桡神经的掌背侧神经，深部正中神经的指掌侧固有神经（$C_6 \sim T_1$）	手掌区
曲池	大肠经	臂丛桡神经的前臂背侧皮神经，深层为臂丛桡神经本干（$C_5 \sim T_1$）	臂段外侧区
支沟	三焦经	臂丛桡神经的前臂背侧皮神经和骨间背侧神经（$C_5 \sim T_1$）	臂段外侧区
天枢	胃经	第 10 肋间神经（T10）	躯干部肠、肾、膀胱带
足三里	胃经	腰丛股神经的隐神经皮支、骶丛腓肠外侧皮神经（$L_2 \sim S_2$）	下肢部小腿
丰隆	胃经	骶丛坐骨神经的腓浅神经（$L_4 \sim S_2$）	下肢部小腿
陷谷	胃经	骶丛坐骨神经的腓浅神经的足背内侧皮神经的趾背神经（$L_4 \sim S_2$）	下肢部脚背
历兑	胃经	腰丛股神经的隐神经皮支、骶丛腓肠外侧皮神经（$L_4 \sim S_2$）	下肢部脚趾
大都	脾经	骶丛坐骨神经的胫神经的足底内侧神经的趾底固有神经（$L_4 \sim S_3$）	下肢部脚内侧

腧穴	经脉	腧穴旁脊神经（相连脊髓节段）	功能分区部位
太白	脾经	腰丛股神经的隐神经和骶丛坐骨神经的腓浅神经的吻合支（$L_4 \sim S_3$）	下肢部脚内侧
商丘	脾经	腰丛股神经的隐神经，骶丛坐骨神经的腓浅神经分支（$L_4 \sim S_3$）	下肢部脚内侧
府舍	脾经	腰丛髂腹下神经本干（$T_{12} \sim L_1$）	下肢部（与肠、肾、膀胱带相邻）
腹结	脾经	第 11 肋间神经（T_{11}）	躯干部肠、肾、膀胱带
大横	脾经	第 10 肋间神经（T_{10}）	躯干部肠、肾、膀胱带
肓门	膀胱经	第 12 胸神经后支外侧支（T_{12}）	躯干部肠、肾、膀胱带
大肠俞	膀胱经	第 4、第 5 腰神经后支外侧皮神经（$L_4 \sim L_5$）	下肢部（与肠、肾、膀胱带相邻）
关元俞	膀胱经	第 5 腰神经后支的肌支（L_5）	下肢部（与肠、肾、膀胱带相邻）
膀胱俞	膀胱经	第 1、第 2 骶神经后支外侧皮支（$S_1 \sim S_2$）	下肢部（与肠、肾、膀胱带相邻）
中髎	膀胱经	第 3 骶神经后支外侧皮支（S_3）	下肢部（与肠、肾、膀胱带相邻）
下髎	膀胱经	第 4 骶神经后支外侧皮支（S_4）	下肢部（与肠、肾、膀胱带相邻）
承扶	膀胱经	骶丛分支股后皮神经（$L_5 \sim S_3$）	下肢部（与肠、肾、膀胱带相邻）
浮郄	膀胱经	骶丛分支股后皮神经（$L_5 \sim S_3$）	下肢部（与肠、肾、膀胱带相邻）
秩边	膀胱经	骶丛分支臀下神经、股后皮神经，外侧为骶丛分支坐骨神经（$L_4 \sim S_3$）	下肢部（与肠、肾、膀胱带相邻）
承筋	膀胱经	腰丛股神经的隐神经的腓肠内侧皮神经（$L_2 \sim S_3$）	下肢部小腿

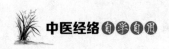

续表

腧穴	经脉	腧穴旁脊神经（相连脊髓节段）	功能分区部位
承山	膀胱经	腰丛股神经的隐神经的腓肠内侧皮神经，深层为胫神经（$L_2 \sim S_3$）	下肢部小腿
涌泉	肾经	骶丛坐骨神经的胫神经的足底内侧神经分支（$L_4 \sim S_3$）	下肢部脚底心
大钟	肾经	骶丛坐骨神经的胫神经的小腿内侧皮神经和跟骨内侧神经（$L_4 \sim S_3$）	下肢部脚踝
交信	肾经	骶丛坐骨神经的胫神经的小腿内侧皮神经（$L_4 \sim S_3$）	下肢部脚踝
四满	肾经	第 11 胸神经（T_{11}）	躯干部肠、肾、膀胱带
中注	肾经	第 10 胸神经（T_{10}）	躯干部肠、肾、膀胱带
肓俞	肾经	第 10 胸神经（T_{10}）	躯干部肠、肾、膀胱带
商曲	肾经	第 8 胸神经（T_8）	躯干部胃、肝、胆带
石关	肾经	第 8 胸神经（T_8）	躯干部胃、肝、胆带
阴都	肾经	第 8 胸神经（T_8）	躯干部胃、肝、胆带
五枢	胆经	腰丛髂腹下神经（$T_{12} \sim L_1$）	下肢部（与肠、肾、膀胱带相邻）
长强	督脉	骶丛阴部神经的肛门神经及尾神经后支（$S_2 \sim S_4$、C_0）	下肢部（与肠、肾、膀胱带相邻）
腰俞	督脉	第 4 骶神经后支及尾神经后支（S_4、C_0）	下肢部（与肠、肾、膀胱带相邻）
会阴	任脉	阴部神经（也称会阴神经，$S_2 \sim S_4$）	下肢部（与肠、肾、膀胱带相邻）
气海	任脉	第 11 肋间神经（T_{11}）	躯干部肠、肾、膀胱带

三、与便秘有关的腧穴功能分析

有关的 39 个腧穴的功能均具有多样性，这里仅对与便秘有关的生理功能做一些分析。

在 39 个腧穴中，腧穴旁神经与 S_2 或 S_3 或 S_4 脊髓节段相连的有 21 个（足三里、丰隆、陷谷、历兑、大都、太白、商丘、膀胱俞、中髎、下髎、承扶、浮郄、秩边、承筋、承山、涌泉、大钟、交信、长强、腰俞、会阴），占一半以上。腧穴旁神经虽然不与 S_2、S_3、S_4 脊髓节段相连但是直接分布在大肠旁的就有 7 个（升结肠和降结肠有 4 个，分别是府舍、腹结、大横、五枢，横结肠有 3 个，分别是天枢、中注、肓俞），分布在小肠旁的有 5 个（腹侧有 2 个四满、气海，背侧有 3 个肓门、大肠俞、关元俞），分布在胃旁的有 3 个（商曲、石关、阴都）。另外，分布在手臂上只有 3 个（合谷、曲池、支沟）。

1. 与 S_2、S_3、S_4 脊髓节段有关的腧穴

39 个腧穴中一半以上与 S_2 或 S_3 或 S_4 脊髓节段有关系绝非偶然。

副交感神经对消化器官的调节是分泌消化液，促进胃肠运动，使括约肌舒张。内脏副交感神经大多来自脑神经的迷走神经，只有支配大肠左曲及其以下的降结肠、乙状结肠、直肠和盆腔脏器的副交感神经来自脊神经的盆内脏神经（连于 S_2 至 S_4 脊髓节段）。针灸或按摩足三里、丰隆、陷谷、历兑、大都、太白、商丘、膀胱俞、中髎、下髎、承扶、浮郄、秩边、承筋、承山、涌泉、大钟、交信、长强、腰俞、会阴等 21 个腧穴，可以兴奋盆内脏神经中副交感神经，使大肠左曲及其以下的降结肠、乙状结肠多分泌黏液，并促进它们运动，从而治疗便秘。

分布到体表部位的脊神经后支或前支中，与针灸按摩有关的有传递痛觉、温度觉、触压觉的躯体感觉纤维（Aδ 类较细的有髓纤维）和交感神经节后纤维（C 类无髓纤维，但与分布到内脏的交感神经节后纤维不同元）。调节内脏的副交感神经纤维不分布到体表部位，针灸足三里等与 S_2、S_3、S_4 脊髓节段有关的 21 个腧穴，是如何将兴奋传递到支配大肠左曲及其以下的降结肠、乙状结肠的盆内脏神经中副交感神经的呢？

现以针灸足三里腧穴为例说明。刺激了骶丛腓肠外侧皮神经中经灰交通支过来的交感节后纤维（C 类无髓纤维）和连于 S_2 的躯体感觉纤维（Aδ 类较细的有髓纤维），产生兴奋冲动。在腧穴旁的连于 S_2 的脊神经内，兴奋了的交感节后纤维（C 类无髓纤维）作为引爆纤维，通过集群爆发式传递可进一步兴奋尚无冲动的作为爆发纤维的躯体感觉纤维（Aδ 类较细的有髓纤维）。众多兴奋的躯体感觉纤维（Aδ 类较细的有髓纤维）又可作为引爆纤维，在连于 S_2 的脊神经干内通过集群爆发式传递，再去兴奋作为爆发纤维

的副交感神经节前纤维（B 类有髓纤维）。然后经过盆内脏神经到脏器附近或脏器壁内的副交感神经节换元，其节后纤维兴奋，使大肠左曲及其以下的降结肠、乙状结肠多分泌黏液，并促进它们运动，因而可以治疗便秘。

　　由于脊髓比椎管短，连接各脊髓段脊神经前、后根及其合并成的脊神经干在椎管内走行的长度也各异，颈神经干最短，胸神经干较长，腰、骶神经干更长。脊神经干越长，在脊神经干内产生集群爆发式传递的概率就越大，所以在连于 S_2、S_3、S_4 脊髓节段的脊神经干内产生集群爆发式传递的概率是很大的，这就是为什么 39 个治疗便秘的腧穴中有一半以上与 S_2 或 S_3 或 S_4 脊髓节段有关系。

　　2. 直接分布在大肠旁的 7 个腧穴

　　直接分布在大肠旁的腧穴有 7 个（府舍、腹结、大横、五枢、天枢、肓俞、中注），它们治疗便秘的功能主要是针灸或按摩直接作用于大肠壁，尤其是按摩的效果。除了可直接挤压大肠内容物运动外，还增加了内容物对肠壁内膜上感受器的刺激，启动了大肠壁内的内在神经系统构成的完整的、可以不经过中枢而独立完成的短反射活动，增加大肠黏液的分泌和进一步促进大肠运动。尤其是横结肠的 3 个腧穴天枢、肓俞、中注，按摩它们可以使大肠开始一种进行很快且将食物残渣向前推进很远的集团蠕动，集团蠕动通常开始于横结肠。

　　针灸的效果主要是刺激了腧穴旁的脊神经，这 7 个腧穴的脊神经连接于脊髓段 T_{10}～L_1。由灰交通支来的分布在体表的交感节后纤维不经过脊神经干，不能参与脊神经干内的集群爆发式传递，并且与分布到内脏的交感节后纤维不是来自同一个神经元，无法通过经典的突触传递将兴奋冲动传递给另一交感神经元的节后纤维去支配内脏。但是，刺激了经灰交通支过来的交感节后纤维和连于 T_{10}～L_1 的躯体感觉纤维，产生兴奋冲动。在腧穴旁的脊神经内，兴奋了的交感节后纤维通过集群爆发式传递可进一步兴奋尚无冲动的躯体感觉纤维。众多兴奋的躯体感觉纤维又可在连于 T_{10}～L_1 的脊神经干内通过集群爆发式传递，再去兴奋交感神经节前纤维（B 类有髓纤维）。一部分交感节前纤维的兴奋传至脊椎前肠系膜神经节换元为交感神经节后纤维，与迷走神经中的副交感神经节前纤维混合构成肠系膜下丛分布到升结肠及左曲至横结肠，另一部分交感节前纤维的兴奋在脊椎旁交感干内下行至骶部交感神经节换元为交感神经节后纤维，与盆内脏神经中的副交感神经节前纤维混合分布到结肠左曲至直肠上段的肠管。交感神经节后纤维（C 类无髓纤维）通过集群爆发式传递分别在肠系膜下丛内和盆内脏神经内，将兴奋传给副交感神经节前纤维（B 类有髓纤维），实现对整个大肠功能的交感、副交感双向调节。当大肠分泌黏液偏少和运动不够而出现便秘时增加分泌和促进运动，当大肠分泌过多和运动过快而出现泄泻时减少分泌和抑制运动，所以这 7 个腧穴除了五枢穴只能治疗便秘外，其余 6 个腧穴还可同时治疗泄泻。在各内脏神经丛内，交感神经兴奋可通过集群爆发式传递给副交感神经，副交感神经兴奋却无法通过集群爆发式传递给交感神经，这就是为什么只有在交感—肾上腺髓质系统产生强烈应激反应时，才使内脏的活动出现以交感神经为主导控制的特点（中医证候属于阳证和热证），其他情况下通常都会表现为副交感神经主导的双向调节的协调状态。

3. 分布在小肠旁的 5 个（腹侧 2 个四满、气海，背侧 3 个肓门、大肠俞、关元俞）

治疗便秘的功能与针灸大肠旁的腧穴类似。另外，大肠有一种称为集团蠕动的运动与小肠的蠕动冲有关，由十二指肠—结肠反射所引起。

4. 分布在胃旁的 3 个（阴都、石关、商曲）

这 3 个腧穴旁均有第 8 胸神经（连接于脊髓段 T_8）分布，属于躯干部腧穴生理功能的胃、肝、胆带，针灸或按摩改善了消化功能自然对治疗便秘有好处。

5. 分布在手臂上的 3 个（合谷、曲池、支沟）

这 3 个腧穴治疗便秘的机制尚不明白。按照中医的经络理论，合谷和曲池两个腧穴属于大肠经，其输运的气血与大肠的生理功能有关。

四、按摩帮助老年人预防便秘（发现新的奇穴消便秘穴）

老年人预防便秘除了生活有规律、多饮水、多吃水果蔬菜、常吃香蕉、喝牛奶或酸奶等外，按摩有关穴位及训练排便动作可帮助老年人预防便秘。

1. 生活规律

保持机体处于良好状态，减少各种疾患（包括便秘）的发生，同时可保持良好的精神状态，避免饥饿、精神紧张、忧愁和不安等造成交感—肾上腺髓质系统产生强烈应激反应，使内脏的活动出现以交感神经为主导控制的特点而导致便秘。老年人因时间比较自由，有便意时不必经常予以制止。养成每天大便一次，最好定时，但不必刻意如此，一天两次或偶尔两天一次也是正常的，因为虽然排便是有意识参与的反射活动，但并不是单纯可以由意

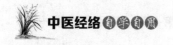

识支配的。

2. 多饮水、多吃纤维素丰富的水果蔬菜，粪便不至于干燥和蓬松

喝牛奶或酸奶有利于提高健康状况，酸奶，可补充有益菌种，维持肠道内稳定的理化——微生态平衡系统。已经产生便秘时在每天下午四时连续几天喝牛奶对解除便秘也很管用。奶中乳糖为双糖，必须经过乳糖酶水解成单糖才能吸收。婴儿肠道内有较多乳糖酶，成长后乳糖酶逐渐减少，有些成人由于乳糖酶缺乏，在食用牛奶后发生乳糖消化吸收障碍，大肠杆菌可发酵未消化的乳糖产生气体和酸，改变了肠道的弱碱性环境，分别引起腹胀、腹泻等症状。这一生理反应恰恰可用于解除便秘。对于乳糖反应强烈的人平时可间隔食用牛奶和酸奶，因为事先发酵的酸奶中已无乳糖。

3. 按摩有关穴位

经常按摩直接分布在大肠旁的 7 个腧穴：府舍、腹结、大横、五枢、天枢、肓俞、中注。这 7 个腧穴均分布于腹部，呈 M 形与大肠同行展布，很便于按摩。对上述按摩略微作了修改，免去天枢穴位，改为新穴位，具体操作是，左右手食指分别按摩脐中两侧的肓俞穴（脐中心旁开 1 厘米），两中指分别按摩中注穴（肓俞穴下方 2 厘米），两拇指分别按摩肓俞穴上方 2 厘米处（该部位是预测存在有新腧穴的空位处，可定为新的奇穴，消便秘穴），同时进行按摩，实践表明排便效果非常好。该按摩，在冬天里，当冰冷的手指一接触到相应穴位时，很快就引起了排便反射，比其他季节效果更好。还可按摩和捶打与脊髓节段 $S_2 \sim S_4$ 连接的 3 个腧穴：中髎、秩边、腰俞。这 3 个腧穴集中分布于臀骶部，按摩和捶打也很方便。

另外，可增加对臀部两侧环跳穴位的捶打，也很方便。虽然环跳穴是否能治疗便秘尚无记载，但是分布在其旁的脊神经也是连接于脊髓节段 $S_2 \sim S_4$ 的。

经常进行活塞式呼吸—内脏按摩运动，可以刺激肠胃的隐伏腧穴（见第七章应用和实践中，第一节三套自理组合按摩），对预防便秘也很有帮助。三套自理组合按摩中的休息按摩，包括足三里（腓神经）、三阴交（胫神经）等穴位，其深处的神经连接于脊髓节段 $S_2 \sim S_4$，也对避免便秘有帮助。

4. 合理训练排便时的肌肉动作

随着年龄增长，结肠肌和直肠肌的收缩力都减弱了，是容易便秘并形成暗褐色颗粒状的原因之一；腹肌和膈肌收缩力的减弱，腹内压增加不够明显，难以促进较干燥的粪便排出。老年人较难将乙状结肠内、甚至直肠内的残渣排尽。直肠内留有残渣不仅降低了下一次对排便反射的灵敏度，而且直肠直接连接肛门接触空气，使大量的胆素原氧化成胆素，同时水分容易蒸发，形成暗褐色颗粒状。

训练排便时的肌肉动作包括：

①一般情况下，在一次排便收缩波或两次收缩波后，会顺利出现残尿泄出，然后即可终止大便。若无残尿泄出，说明直肠内尚存较多粪便压迫着尿道，可用力收缩肛门将粪便上挤到乙状结肠内（俗称提肛），等待下一次排便反射波的出现；

②每次排便终了，泄出残尿后，收缩肛门数次，将直肠内可能有的残渣尽可能地上挤到乙状结肠内甚至降结肠内，以提高下一次对排便反射的灵敏度；

③如果已经形成便秘，反复收缩肛门、改变下躯姿势迫使直肠内硬便上下移动，会有利于硬便的排出。

④有高血压者排便时的肌肉动作不可用力过猛，但可缓力反复多次。

第四节 原发性三叉神经痛
（减轻三叉神经痛的方法）

一、原发性三叉神经痛

三叉神经痛是在面部三叉神经三条分支（眼神经、上颌神经和下颌神经，见图7-1）的分布区内短暂的、反复发作的阵发性剧痛，发作严重时可伴有面部肌肉抽搐、流泪或流涎，称为痛性抽搐。绝大多数为单侧性（可能是集群爆发式传递不经过中枢的缘故），疼痛发作突然，常从面颊、上颌或舌前部开始，很快扩散。每次发作时间很短，短至数秒钟，长至一二分钟，可连续多次发作。发作间隙期可完全无疼痛。一般白天或疲劳后发作次数增多。患者的唇部、鼻旁、颊部、口角、齿及舌等处特别敏感，稍一触碰即可引起一次发作，称为"触发点"。不同人"触发点"的位置、大小各不相同。在冬天里，甚至寒风吹面部也可能"触发"三叉神经痛。

三叉神经痛从病因学的角度可分为原发性三叉神经痛和症状性三叉神经痛两类。原发性三叉神经痛的病因不明，反复发作，难于治愈，现治疗方法虽然不少，但均不理想，目前还没有可根治的疗法。

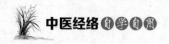

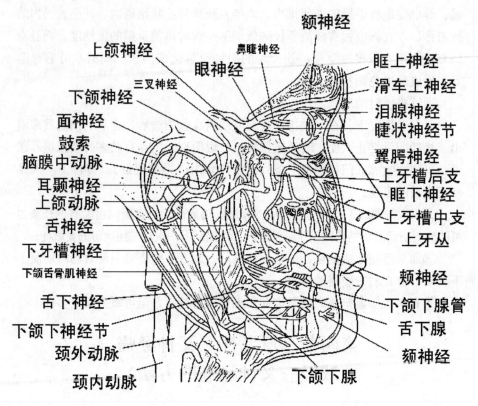

图7-1　面部神经

　　根据三叉神经痛的疼痛特点和发作规律，很可能与集群爆发式传递有密切关系。

　　三叉神经为最大的混合性脑神经，含一般躯体感觉和特殊内脏运动两种纤维，存在有集群爆发结的概率较大。其中，感觉纤维有传导痛、温觉和触觉的，既有Aδ型有髓纤维又有C型无髓纤维。当口腔炎、牙炎、鼻炎、耳炎，或某些未知原因刺激三叉神经内的一些神经纤维产生兴奋，如果这些具体的神经纤维恰好是若干集群爆发结中的引爆纤维，就有可能产生集群爆发式传递。又假如上述若干集群爆发结中产生的集群爆发式传递，正好能引起集群爆发链的连锁反应，则三叉神经痛就不可避免了。三叉神经痛的"触发点"是最先开始集群爆发式传递的集群爆发结内引爆纤维末梢的分布部位，而该集群爆发结就好比集群爆发链连锁反应的起爆器。

　　某人2013年2月初发生左侧下颌痛、上颌痛、上颌窦部痛和左中耳部痛等，疼痛时甚至难以咀嚼进食。早晨起床时不痛，发作时间多在下午，往往午睡躺下时就会痛，尤其是晚上睡觉时疼痛厉害，不能入睡。服用牛黄解毒片、头孢克洛等，疼痛仍然时有时无，未见好转。2月中旬后期经口腔科、鼻科、耳科检查，均未发现病灶，仅左下第一（后）磨牙和左上第二（后）磨牙有轻微牙本质过敏，应该为原发性三叉神经痛，"触发点"很可能是下颌神经颊神经分支（分布于下磨牙）和上颌神经腭前神经分支（分布于上磨牙）的感觉纤维末梢。2月22日开始，继续服用牛黄解毒片，同时根据集群爆发式传递假说，在疼痛发作时进行左侧三叉神经拿捏操作，疼痛有所缓解，疼痛逐渐消失，两三天后无重新发作，停止服用牛黄解毒片。但是到了2月28日晚上睡觉时疼痛又发作，立即拿捏操作，约半小时入睡。紧接着的两天，除了晚上睡觉时疼痛发作外，白天也有发作，均进行了拿捏操作，疼痛逐渐消失，再无重新发作，这次没有服用牛黄解毒片。

二、减轻三叉神经痛拿捏的具体操作

用手指分别按住疼痛部位的三叉神经两端，沿着神经的延伸方向轻轻地、缓缓地来回拿捏，或用手指分别按住三叉神经节（半月节）的两端轻轻地、缓缓地来回拿捏。当感觉到疼痛有所缓解或突然消失时，立即停止动作固定住手指的位置，即让三叉神经停留在固定的弯曲、旋钮状态，保持几秒钟至数十秒钟。因为这样拿捏，在三叉神经内正在引起疼痛的集群爆发式传递链中，可使某些集群爆发结的神经纤维之间的空间关系产生微小的位移而失活，从而阻止了集群爆发式传递继续产生，缓解了疼痛。此时立即停止动作固定住手指的位置，是为了保持住集群爆发结的失活状态，否则，这些集群爆发结的神经纤维又会很快恢复相互的空间位置关系，使集群爆发结复性。显然，这样的拿捏操作必须精准，而且需要患者本人感觉的密切配合，所以最好由患者本人在了解三叉神经分布有关知识的基础上自我进行。从医学临床实验的角度看，该项拿捏操作止痛的灵验性也可间接证实集群爆发式传递的存在，当然还需要今后多次医疗实践的验证。牛黄解毒片的去痛作用可能是改变了神经轴膜外侧组织液的理化指标，降低细胞膜的兴奋性，从而减少了产生集群爆发式传递的概率。

处理原发性三叉神经痛取得的经验，对类似的原发性坐骨神经痛、臂神经痛等可能具有参考价值。

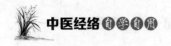

三、对经络按摩手法的一点新建议

许多以单纯性神经痛为主要症状的疾患很可能都与集群爆发式传递有关。例如，除原发性三叉神经痛外，还有臂神经痛和原发性坐骨神经痛也可能与集群爆发式传递有关。

一般按摩手法要讲究一定的力度，轻了效果不大，但是却忽视了在某些情况下轻轻拿捏的作用。直接对穴位按摩，或在经脉上按摩时，正面按压没有顺着经脉方向推压对集群爆发式传递的影响大。但是，如果顺着经脉方向来回用力推压，不易准确掌握使集群爆发结失活的确切位置，达到去痛的作用。建议将处理原发性三叉神经痛的特殊拿捏操作，作为一种经络按摩手法，在单纯性神经痛的止痛实践中多多试用，以便进行更多总结。在此基础上，对某些种类的疼痛，进行非药物止痛方法的探索。

第五节　奇穴胃脘下俞、三角灸正是在所预测的十四经穴新腧穴的位置上

一、腧穴的发现、认识和总结的历程：阿是穴、奇穴、十四经穴

从腧穴的发现、认识和总结的历程可知，不断发现新腧穴，甚至根据腧穴分布规律来预测新腧穴可能存在的位置，是符合科学发展的一般原则的。让我们来看看腧穴的发现、认识和总结的历程吧。

腧穴是经脉的有机构成部分，是人体经络气血通达输注于体表的特殊部位，也是针灸临床施术的部位，所以通常也称为穴位。

人们对腧穴的认识要早于对经络的认识。古代医家在长期医疗实践中，发现捶打、按摩、针刺、火灸机体某些部位可减轻或消除病痛，并产生酸、麻、热、凉等感应，于是腧穴被逐渐发现和积累。经过反复实践，人们发现这种感应不仅在腧穴局部出现，还沿着一定路线向远处传导，从而认识到人体各部之间存在着相互联系的通道。人们还发现许多腧穴可以治疗远隔部位的病痛，而且主治作用相似的腧穴往往有规律地排列在一条路线上，进而发现了经脉（实际情况是主治作用相似的腧穴有规律地排列在一条经脉的某一段上）。

腧穴遍及全身，大体可分为十四经穴（十二正经，加上督脉和任脉）、

经外奇穴和阿是穴三类。

1. 十四经穴

简称"经穴"，是指清代以前归属十二正经、督脉和任脉上的腧穴，有确定的名称和固定的位置，是腧穴的主要部分，共361个。

2. 经外奇穴

又称"奇穴"，是指既有一定的名称，又有明确的定位，但尚未列入或不便列入十四经脉系统的腧穴。这类腧穴的主治范围比较狭窄，但对某些病症有特殊的疗效，可弥补经穴的不足。

3. 阿是穴

又称"天应穴""不定穴"，类似古代"以痛为腧"的方法发现的腧穴。这类腧穴既无具体的名称，也无固定的位置，而是以压痛点或其他反应点作为针灸施术的部位。阿是穴是随病而生，因人而异，故而弥补了经穴和奇穴的不足，临床应用也非常普遍。

在腧穴的认识和发展过程中，首先发现的是阿是穴，有些阿是穴后来发展为奇穴，有些奇穴经过实践和理论归纳又列入经穴。例如，现在临床上十分常用的奇穴阑尾穴、胆囊穴就是根据压痛点、反应点，即阿是穴总结出来而成为奇穴的。

穴位的分经，在《黄帝内经》已有分散记述，至《针灸甲乙经》已较系统，形成十四经穴。《针灸甲乙经》，魏晋时期著名医家皇甫谧撰写于公元259年左右，共记载有双穴300个，单穴49个，合计349穴。其后，一千五百余年，十四经穴的数目再无明显增加。到清代《针灸逢源》，清代李学川于1817年撰写，经穴的数字已达361个，现仍为此数。《针灸逢源》全书共六卷，旨在摘要汇集历代针灸文献，作者本人并无甚发挥。

长期以来，人们不断探索着新的阿是穴，发展积累了不少奇穴。历代中医文献有许多关于奇穴的记载。如唐代《千金要方》载有奇穴187个，明代《针灸大成》专列"经外奇穴"一门，收有35穴。清代《勉学堂针灸集成》汇集了144穴，足以说明历代医家对奇穴是颇为重视的。1985年在香港召开的世界卫生组织亚太区第二次针灸穴名标准化工作会议上通过的经外穴名标准中，收录了36个奇穴。但是，自公元初以后，正式列入十四经穴的腧穴总数无多大改变，自清代19世纪初以来更是没有增加任何新的正式腧穴。是人们不敢大胆探索了吗？还是囿于中医学的神圣，不敢对正统的十四经穴进行补充？根本原因还在于对腧穴分布规律的科学认识不够。

二、你也可以发现新腧穴

古代"以痛为腧"的方法发现了腧穴。这类腧穴既无具体的名称，也无固定的位置，而是以压痛点或其他反应点作为针灸施术的部位，称为阿是穴。阿是穴是随病而生，因人而异，长期以来弥补了经穴和奇穴的不足，即使到现代，临床应用也非常普遍。

当你身体感觉不适时，可在体表各处试探是否有压痛点存在，或捶打、按摩某部位产生酸、麻、热、凉等感觉，同时身体不适有相应变化，即反应点。通过长期、多次的总结，记住这些属于你自己的特异部位，也许就是属于你个体的，异于他人的腧穴位置。也有可能，你发现的新腧穴是适合众人的。

三、两个可以列入十四经穴的奇穴

在心得和应用篇第六章自学心得中，第二节腧穴的分布规律形成的原因里，提出一个大胆的预测——躯干部存在有发现新经穴的准确空位。2014年了解到有两个奇穴胃脘下俞（胰俞）、三角灸，正是在所预测的新腧穴的位置上。并认为，应该将其列入十四经穴，现将其补充在表7-6和表7-7中，表中粗黑体字空位处清楚地表明新腧穴的可能位置。

表7-6 躯干背侧腧穴分布规律（与胸神经的关系）

督脉腧穴	膀胱经腧穴		骨(指)寸定位			脊胸神经分支		
	一侧线	二侧线	督脉	膀胱经一侧线	膀胱经二侧线	督脉	膀胱经一侧线	膀胱经二侧线
陶道	大杼	**空位**	第1胸椎棘突下凹陷中	第1胸椎棘突下旁开1.5寸	**空位**	第1胸神经后支内侧支	第1胸神经后支内侧皮支	第1胸神经后支内侧皮支
空位夹脊穴	风门	附分	**空位**	第2胸椎棘突下旁开1.5寸	第2胸椎棘突下旁开3寸	第2胸神经后支内侧支	第2胸神经后支内侧皮支	第2胸神经后支外侧皮支

续表

督脉腧穴	膀胱经腧穴		骨(指)寸定位			脊胸神经分支		
	一侧线	二侧线	督脉	膀胱经一侧线	膀胱经二侧线	督脉	膀胱经一侧线	膀胱经二侧线
身柱	肺俞	魄户	第3胸椎棘突下凹陷中	第3胸椎棘突下旁开1.5寸	第3胸椎棘突下旁开3寸	第3胸神经后支内侧支	第3胸神经后支内侧皮支	第3胸神经后支外侧皮支
空位夹脊穴	厥阴俞	膏肓	空位	第4胸椎棘突下旁开1.5寸	第4胸椎棘突下旁开3寸	第4胸神经后支内侧支	第4胸神经后支内侧皮支	第4胸神经后支外侧皮支
神道	心俞	神堂	第5胸椎棘突下凹陷中	第5胸椎棘突下旁开1.5寸	第5胸椎棘突下旁开3寸	第5胸神经后支内侧支	第5胸神经后支内侧皮支	第5胸神经后支外侧皮支
灵台	督俞	意喜	第6胸椎棘突下凹陷中	第6胸椎棘突下旁开1.5寸	第6胸椎棘突下旁开3寸	第6胸神经后支内侧支	第6胸神经后支内侧皮支	第6胸神经后支外侧皮支
至阳	膈俞	膈关	第7胸椎棘突下凹陷中	第7胸椎棘突下旁开1.5寸	第7胸椎棘突下旁开3寸	第7胸神经后支内侧支	第7胸神经后支内侧皮支	第7胸神经后支外侧皮支
空位夹脊穴	空位胃脘下或胰俞	空位	空位	空位第8胸椎棘突下旁开1.5寸	空位	第8胸神经后支内侧支	第8胸神经后支内侧支	第8胸神经后支内侧支

续表

督脉腧穴	膀胱经腧穴		骨(指)寸定位			脊胸神经分支		
	一侧线	二侧线	督脉	膀胱经一侧线	膀胱经二侧线	督脉	膀胱经一侧线	膀胱经二侧线
筋缩	肝俞	魂门	第9胸椎棘突下凹陷中	第9胸椎棘突下旁开1.5寸	第9胸椎棘突下旁开3寸	第9胸神经后支内侧支	第9胸神经后支内侧皮支	第9胸神经后支外侧皮支
中枢	胆俞	阳纲	第10胸椎棘突下凹陷中	第10胸椎棘突下旁开1.5寸	第10胸椎棘突下旁开3寸	第10胸神经后支内侧支	第10胸神经后支内侧皮支	第10胸神经后支外侧皮支
脊中	脾俞	意舍	第11胸椎棘突下凹陷中	第11胸椎棘突下旁开1.5寸	第11胸椎棘突下旁开3寸	第11胸神经后支内侧支	第11胸神经后支内侧皮支	第11胸神经后支外侧皮支
空位 夹脊穴	胃俞	胃仓	**空位**	第12胸椎棘突下旁开1.5寸	第12胸椎棘突下旁开3寸	第12胸神经后支内侧支	第12胸神经后支内侧皮支	第12胸神经后支外侧皮支

表7-7 躯干腹侧腧穴分布规律（与胸神经的关系）

腧穴			骨(指)寸定位			脊胸神经分支		
任脉	肾经	胃经	任脉(前正中线)	肾经	胃经	任脉	肾经	胃经
华盖	或中	库房	平第1、第2肋间隙	第1、第2肋间隙前正中线旁开2寸	第1、第2肋间隙前正中线旁开4寸	第1胸神经前支的前皮支的内侧支	第1胸神经前支的前皮支	第1胸神经前支的分支

腧穴			骨(指)寸定位			脊胸神经分支		
任脉	肾经	胃经	任脉(前正中线)	肾经	胃经	任脉	肾经	胃经
紫宫	神藏	屋翳	平第2、第3肋间隙	第2、第3肋间隙前正中线旁开2寸	第2、第3肋间隙前正中线旁开4寸	第2胸神经前支的前皮支的内侧支	第2胸神经前支的前皮支	第2胸神经前支的分支
玉堂	灵墟	膺窗	平第3、第4肋间隙	第3、第4肋间隙前正中线旁开2寸	第3、第4肋间隙前正中线旁开4寸	第3胸神经前支的前皮支的内侧支	第3胸神经前支的前皮支	第3胸神经前支的分支
膻中	神封	乳中	平第4、第5肋间隙	第4、第5肋间隙前正中线旁开2寸	第4、第5肋间隙前正中线旁开4寸	第4胸神经前支的前皮支的内侧支	第4胸神经前支的前皮支	第4胸神经前支的分支
中庭	步廊	乳根	平第5、第6肋间隙	第5、6肋间隙前正中线旁开2寸	第5、6肋间隙前正中线旁开4寸	第5胸神经前支的前皮支的内侧支	第5胸神经前支的前皮支	第5胸神经前支的分支
鸠尾	**空位**	**空位**	胸剑联合部下1寸	**空位**	**空位**	第6胸神经前支的前皮支的内侧支	第6胸神经前支的前皮支	第6胸神经前支的前皮支
巨阙 上脘	幽门 腹通谷	不容 承满	脐上6寸 脐上5寸	脐上6寸,5寸正中线旁开0.5寸	脐上6寸,5寸正中线旁开2寸	第7胸神经前支的前皮支的内侧支	第7胸神经前支的分支	第7胸神经前支的分支

腧穴			骨(指)寸定位			脊胸神经分支		
任脉	肾经	胃经	任脉(前正中线)	肾经	胃经	任脉	肾经	胃经
中脘 建里 下脘	阴都 石关 商曲	梁门 关门 太乙	脐上4寸 脐上3寸 脐上2寸	脐上4寸,3寸,2寸正中线旁开0.5寸	脐上4寸,3寸,2寸正中线旁开2寸	第8胸神经前支的前皮支的内侧支	第8胸神经前支的分支	第8胸神经前支的分支
水分	空位 新奇穴消便秘	滑肉门	脐上1寸	空位	脐上1寸正中线旁开2寸	第9胸神经前支的前皮支的内侧支	第9胸神经前支的分支	第9胸神经前支的分支
神阙	肓俞	天枢	脐中央	脐中旁开0.5寸	脐中旁开2寸	第10胸神经前支的前皮支的内侧支	第10胸神经前支的分支	第10胸神经前支的分支
阴交	中注	外陵	脐下1寸	脐下1寸正中线旁开0.5寸	脐下1寸正中线旁开2寸			
气海	空位	空位 三角灸	脐下1.5寸	空位	脐下1.5寸正中线旁开2寸	第11胸神经前支的前皮支的内侧支	第11胸神经前支的分支	第11胸神经前支的分支
石门	四满	大巨	脐下2寸	脐下2寸正中线旁开0.5寸	脐下2寸正中线旁开2寸			
关元	气穴	水道	脐下3寸	脐下3寸正中线旁开0.5寸	脐下3寸正中线旁开2寸	第12胸神经前支的前皮支的内侧支	第12胸神经前支的分支	第12胸神经前支的分支

现将奇穴胃脘下俞和三角灸分述如下：

（1）胃脘下俞

又名胰俞，经外奇穴。

出处：唐代《备急千金要方》。

定位：在背部，当第 8 胸椎棘突下，旁开 1.5 寸。

解剖：浅层主要布有第 8 胸神经后支的皮支和伴行的动、静脉。深层有第 8 胸神经后支的肌支和第 8 肋间后动、静脉背侧的分支或属支。

主治：胃痛，腹痛，胸胁痛，消渴，咳嗽，咽干，呕吐，胰腺炎，糖尿病。

（2）三角灸

经外奇穴。

出处：《神应经》，别名疝气；《集成》，别名脐旁。

定位：以患者两口角之间的长度为一边，作等边三角形，将顶角置于脐中心，底边成水平线，两底角处是穴。三角灸穴定位见图 7-2。

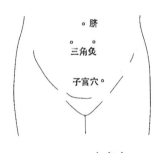

图 7-2　三角灸穴

解剖：在腹直肌中，有腹壁下动、静脉肌支，穴旁布有第 10 肋间神经前支和第 11 肋间神经前支。

主治：疝气，腹痛，不孕症。

四、两奇穴的功能与相应功能分带相符合

现将这两个奇穴的功能，与所预测位置所在功能分带上的腧穴的功能对比列表如下（表 7-8 和表 7-9）。

收入十四经穴的这两个腧穴的功能，与功能带中邻近的其他腧穴的功能符合得很好，说明表中预测新腧穴的空位可以事先推断其功能，像门捷列夫

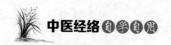

化学元素周期表中的空位不仅能预测尚未发现的新元素，还能推断新元素的化学性质那样，是一个符合科学的预测。

表7-8　躯干经脉腧穴（②胃、肝、胆带）横向（表中为列向）主治功能对比

②胃、肝、胆带	涉及脏器：食管、胃、肝、胆、胰 主调生理功能：消化系统之消化、神经系统				
胸神经名称	第7胸神经		第8胸神经		
督脉腧穴	至阳				
主治	腰背、疼痛、咳喘、腹胀、胁痛、黄疸				
膀胱经一腧穴	膈俞		胰俞（胃脘下俞）		
主治	咳嗽、气喘、盗汗、呕吐、胃痛、厌食		**胃痛、腹痛、胸胁痛、消渴、咳嗽、咽干、呕吐、胰腺炎、糖尿病**		
膀胱经二腧穴	膈关				
主治	胸闷、呃逆、呕吐、厌食、吐血、背痛				
胃经腧穴	不容	承满	梁门	关门	太乙
主治	胃痛、呕吐、腹胀、食欲不振	胃痛、呕吐、厌食、腹胀、肠鸣、泄泻	胃痛、呕吐、厌食、腹胀、肠鸣、泄泻	腹胀痛、肠鸣、泄泻、厌食、水肿	胃痛、腹胀、腹痛、心烦、癫狂
胸神经名称	第7胸神经		第8胸神经		
肾经腧穴	幽门	腹通谷	阴都	石关	商曲
主治	胃脘疼痛、呕吐、食积、腹胀、胁痛	胃脘痛、呕吐、腹胀、泄泻、胸闷	胃脘痛、腹胀、泄泻、便秘、月经不调	呕吐、腹胀、便秘、产后腹痛、不孕	腹胀痛、泄泻、便秘、饮食不化
任脉腧穴	巨阙	上脘	中脘	建里	下脘
主治	胸满、气短、心烦痛、胃痛、吞酸、呕吐	胃脘胀痛、呕吐、反胃、腹胀、黄疸	胃脘胀痛、呕吐、肠鸣、泻痢、黄疸	胃脘胀痛、呕吐、肠鸣、泄泻、水肿	脘腹胀痛、呕吐、食滞、肠鸣、泄泻

表7-9 躯干经脉腧穴（③肠、肾、膀胱带）横向（表中为列向）主治功能对比

③肠、肾、膀胱带	涉及脏器:脾、小肠、大肠、肾、膀胱、生殖器官 主调生理功能:消化系统之吸收、免疫系统、泌尿系统、生殖系统、神经系统				
胸神经名称	第10胸神经		第11胸神经		第12胸神经
督脉腧穴	中枢		脊中		
主治	腰痛、腹满、厌食、胃痛、呕吐、黄疸		腹胀、泄泻、黄疸、癫痫、腰脊强痛		
膀胱经一腧穴	胆俞		脾俞		胃俞
主治	胁胀痛、黄疸、恶心、呕吐、食不化		腹胀、胃痛、吐泻、水肿、黄疸、痢血		胃脘胀痛、呕吐、肠鸣、泄泻、完谷不化
胸神经名称	第10胸神经		第11胸神经		第12胸神经
膀胱经二腧穴	阳纲		意舍		胃仓
主治	胁痛、黄疸、腹痛、厌食、肠鸣、泄泻		腹胀痛、肠鸣、泄泻、呕吐、厌食、黄疸		胃脘痛、腹胀、小儿食积、水肿、背痛
胃经腧穴	天枢	外陵	三角灸	大巨	水道
主治	腹胀、肠鸣、泄泻、痢疾、便秘、疝气、水肿	腹胀痛、泻痢、疝气、痛经、月经不调	**疝气、腹痛、不孕症**	小腹胀痛、疝气、闭尿、遗精、月经不调	小腹胀痛、疝气、闭尿、水肿、月经不调
肾经腧穴	肓俞	中注		四满	气穴
主治	腹胀痛、呕吐、泻痢、便秘、疝气	月经不调、腹胀、便秘、疝气、泻痢		月经不调、遗精、疝气、便秘、水肿	月经不调、尿频、淋证、泻痢、腰痛
任脉腧穴	神阙	阴交	气海	石门	关元
主治	腹痛、肠鸣、泄泻、小便不利、水肿	腹胀、痛泻、水肿、小便不利、疝气	脘腹胀痛、泄泻、便秘、脱肛、尿闭、疝气	腹胀、痛泻、疝气、尿闭、水肿、淋证	遗精、早泄、月经不调、尿频、水肿

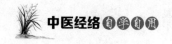

五、夹脊穴

夹脊穴，经外穴名，属于奇穴。夹脊穴在背腰部，当第1胸椎至第5腰椎棘突下两侧，后正中线旁开0.5寸，一侧17个穴位，左右共34个穴位，乃华佗所创。

解剖：每穴都有相应椎骨下方发出的脊神经后支及其伴行的动、静脉丛分布。

操作：直刺0.3~0.5寸，或用梅花针叩刺。

主治：整体而言，17对夹脊穴主治范围较广，但表现出明显的分带性。其中上胸部腧穴治疗心肺部及上肢病症；下胸部的腧穴治疗胃肠部病症；腰部的腧穴治疗腰、腹及下肢病症。显然，自上向下三个部位与所归纳的躯体上腧穴功能的三个分带：肺、心带，胃、肝、胆带和肠、肾、膀胱带，刚好符合。

夹脊穴左右并列的两个穴位空间距离只有1（指）寸，实际上可以看作是一个腧穴。夹脊穴的定位，与督脉上的腧穴位置十分接近，其操作也与背部督脉腧穴的浅刺操作类似（斜刺0.5~1寸）。夹脊穴从第1胸椎至第12胸椎棘突下两侧，连续有12个腧穴。膀胱经第1侧线的膈俞穴与肝俞穴之间第8胸神经后支旁，已有新列入十四经的奇穴胰俞（胃脘下俞），由此可见，督脉的四个空位上，陶道穴与身柱穴之间第2胸神经后支旁、身柱穴与神道穴之间第4胸神经后支旁、至阳穴与筋缩穴之间第8胸神经后支旁和脊中穴之下第12胸神经后支旁，都应该有腧穴存在。值得我们在实践中去发现和探索。

第六节 幻肢现象、内脏牵涉痛与集群爆发式传递

一、幻肢现象

所谓幻肢现象是指截肢患者有时仍会感到已经不存在的肢体部位发生疼痛。在针灸实践中也发现，在截肢患者的肢体残端上方针刺，仍有针感传到已经不存在的肢体末端。

有人试图用经络的循经传感和循经性疼痛现象来予以解释。认为经络是大脑皮质各部位之间特有的功能联系，腧穴在大脑皮质上各有相应的点，针

刺某一腧穴可引起大脑皮质相应点的兴奋，这一兴奋就按其特有的功能联系有规律地扩散到同一经上有关腧穴的相应点，引起大脑皮质中该经的兴奋，在主观上形成了体表的循经传导感觉。事实上，就是肢体上的经脉残缺了，但是大脑皮质中的经脉没有残缺。按照这一理论，针刺某一腧穴可引起大脑皮质相应点的兴奋，从而引起大脑皮质中相应经线的兴奋，而无论体表上的循经传导是否实际存在，也会在主观上形成了体表的循经传导感觉。那么，幻肢现象就不会是有时出现的现象，而是只要在残留肢体上有伤痛，就多半会引发已经不存在的肢体部位发生疼痛感。更有甚者，按照经络的循经传感理论和气血循经理论，在三百多个腧穴中的任何一个穴位上针刺，都会通过经络在大脑皮质各相应点之间特有的功能联系，扩散到大脑皮质中同一经上有关腧穴的相应点，还会进一步弥散到大脑皮质中整个特有的功能联系区。

"腧穴在大脑皮质上各有相应的点"，其实质含义是各个腧穴的每一条具体感觉纤维产生的兴奋，经脊髓、脑干、间脑（丘脑），最后投射到大脑皮质某个部位的一个或多个神经元，每一个腧穴部位所有神经纤维从接受到兴奋，再投射到大脑皮质特定部位的全部神经元的集合就是该腧穴在大脑皮质上所具有的相应点。这是没有异议的。但是，即使作为神经元集合点的大脑皮质各部位之间，真的存在特有的功能联系，实现这种联系的前提也是各个腧穴部位确实有真实的感觉神经兴奋投射过来，否则无法启动这样的功能联系。"经络是大脑皮质各部位之间特有的功能联系"，没有说明是与生俱来的还是学习获得的。循经传导本身就没有弄清楚，用更加不清楚的所谓功能联系来解释幻肢现象，难以服人。

按照集群爆发式传递假说，神经纤维是在间隔一定距离的部位上相对集中地分批离开神经，这一特定部位即中医学上的腧穴，肢体上不同腧穴处的神经纤维的神经元是不相同的。截肢患者只是失去了残端下方肢体感觉纤维的一段，其在脊神经节内的神经元及其在肢体残端上方的神经纤维并无损害。在截肢患者的肢体残端上方腧穴针刺，所兴奋的神经元与残端下方肢体所联系的神经元无关，按照经典突触传递，残端下方肢体神经纤维的神经元是没有感觉的。但是，在肢体残端上方的脊神经分支和脊神经干里，可以通过集群爆发式传递将兴奋传递给残留下来的与残端下方肢体相联系的感觉神经元的神经纤维，再投射到大脑皮质与残端下方肢体相对应的点产生主观感觉，所以仍有针感传到已经不存在的肢体末端。

对于体表循经传感，针灸实践和现代科技研究结果都发现在躯体不同部

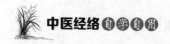

位有如下差异性特征："四肢部与经脉基本一致，且多呈细线状；躯干部常有偏离，且呈宽带状；而在头面部则差异较大"。这种不同部位的差异性特征用集群爆发式传递很容易解释。躯干部常有偏离且呈宽带状是由于脊神经分支呈横向展布，所以造成躯干部腧穴主治功能横向分带性。头面部则差异较大，是因为头面部主要是脑神经，很少有产生集群爆发式传递的场所。

根据集群爆发式传递理论，对于截肢患者，在针灸实践中可以用曲池或尺泽（桡神经）、少海或曲泽（正中神经）代替合谷穴（桡神经和正中神经），用伏兔或血海（腰丛股神经）、委中（骶丛分支）或阳陵泉（骶丛腓神经）代替足三里穴（股神经和腓神经）等，在实践中检验其代用效果。

二、内脏牵涉痛

某些内脏疾病往往引起体表部位发生疼痛或痛觉过敏，这种现象称为牵涉痛，相应部位也被称为海德带。即内脏牵涉痛的痛源在内脏，往往表现为体表海德带相应部位也有疼痛感觉，轻微牵涉痛是由于轻微伤害性内脏感觉传入信息所引起，严重牵涉痛是由于严重伤害性内脏感觉传入信息所引起。目前关于内脏牵涉痛现象有两种假说，会聚学说和易化学说。会聚学说设想来自内脏痛和躯体痛的纤维会聚到同一个脊髓后角神经元，即患病内脏传来的冲动就会在大脑皮质中与相应海德带部位的区域产生痛觉，而无论躯体上的海德带部位是否真实有痛觉冲动传入。易化学说则认为，可能来自内脏和躯体的传入纤维到达脊髓后角同一区域内彼此非常接近的不同神经元，由患病内脏传来的冲动可提高邻近躯体感觉神经元的兴奋性，从而对体表传入冲动产生易化作用，因而较弱的躯体传入也能引起痛觉。换句话说仅仅是痛觉过敏，即相应的躯体部位哪怕是微弱的真实冲动传入是必需的。为了验证上述两种学说，做了局部麻醉有关躯体部位来观察对牵涉痛的麻醉效果，结果实际效应是可变的。严重的牵涉痛通常不受局麻影响，被认为是会聚说的验证；而轻微的牵涉痛则因局麻完全消失，是因为局麻阻断有关躯体部位的神经传导使神经过敏无法实现，被认为是易化说的验证。因而，认为会聚和易化对产生牵涉痛都起作用，但是，这是各取所需的实用主义的解释。按照会聚学说，即使轻微的牵涉痛，也不会因为局麻而消失；按照易化学说，只要局麻阻断了有关躯体部位的神经传导，即使严重的牵涉痛也会完全消失。

集群爆发式传递假说可以对牵涉痛现象给出统一的解释。牵涉痛是因为在脊神经干内，内脏感觉纤维的兴奋通过集群爆发式传递，使相应的躯体感觉纤维产生动作电位而引起。只要条件合适，脊神经分支和脊神经干内就可产生集群爆发式传递，而海德带部位的局麻不会阻挡脊神经干与脊髓后角之间的神经传导。脊神经分支和脊神经干内，内脏感觉纤维（drC 型无髓纤维）是引爆纤维，海德带部位的躯体感觉纤维（Aδ 型有髓纤维）是爆发纤维。如果一条躯体感觉纤维的贴近旁有一条内脏感觉纤维传递着冲动，在躯体感觉纤维郎飞结处产生局部电流，再如果贴近旁的多条内脏感觉纤维同时传递着冲动，则局部电流就会发生空间性和时间性的叠加，一旦达到躯体感觉神经元的阈值就会使其产生冲动。局麻药能使施药部位的细胞膜稳定，降低其对离子的通透性，使神经冲动达到时，钠、钾离子不能进出细胞膜产生去极化和动作电位，从而产生局麻作用。局麻海德带部位使该处的躯体感觉纤维段不能产生动作电位，还影响到脊神经干处和脊神经节相应纤维段和胞体的兴奋性，抬高了神经元产生动作电位的阈值。轻微牵涉痛时，由于产生冲动的内脏感觉纤维（引爆纤维）数量较少和冲动频率较低，实施局麻后抬高了躯体感觉神经元的阈值，脊神经干内的集群爆发式传递消失，所以轻微牵涉痛完全消失。严重牵涉痛时，由于产生冲动的内脏感觉纤维（引爆纤维）数量较多和冲动频率也高，仍然可以突破局麻抬高了的阈值而产生集群爆发式传递，所以严重牵涉痛常不受影响。

附录一 集群爆发式传递线路模式图

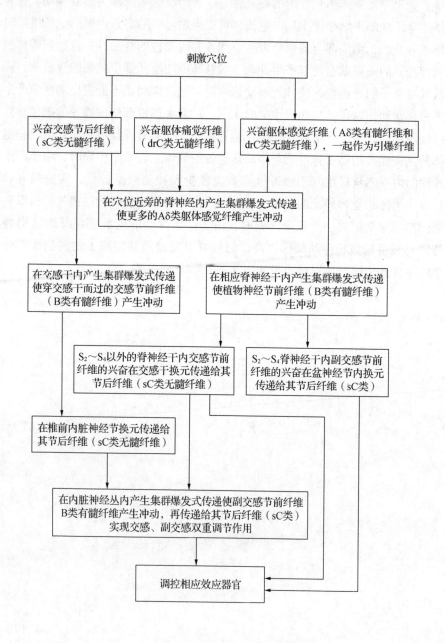

附录二　腧穴索引（页码）

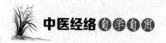

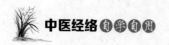

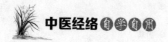

参考文献

1. 何玲，陈思平，王立君. 临床腧穴学［M］. 北京：人民军医出版社，2003.
2. 唐炎森. 中医诊治自学手册［M］. 北京：人民军医出版社，2010.
3. 李为民，吴根诚，花冈一雄，佐藤昭夫. 躯体－交感神经反射：一种可用于研究针刺原理的实验模型［J］. 针刺研究，2001，（03）：80－81.